中医临床必读丛书 重刊

# 时病论

清·雷丰 撰

方力行 整理

人民卫生出版社
·北京·

**图书在版编目（CIP）数据**

时病论 / （清）雷丰撰；方力行整理 . —北京：人民卫生出版社，2023.3

（中医临床必读丛书重刊）

ISBN 978-7-117-34477-7

Ⅰ. ①时… Ⅱ. ①雷…②方… Ⅲ. ①外感病 – 中医临床 – 中国 – 清代 Ⅳ. ①R254

中国国家版本馆 CIP 数据核字（2023）第 031231 号

| 人卫智网 | www.ipmph.com | 医学教育、学术、考试、健康，购书智慧智能综合服务平台 |
| 人卫官网 | www.pmph.com | 人卫官方资讯发布平台 |

中医临床必读丛书重刊

时病论

Zhongyi Linchuang Bidu Congshu Chongkan

Shibinglun

撰　　者：清·雷　丰
整　　理：方力行
出版发行：人民卫生出版社（中继线 010-59780011）
地　　址：北京市朝阳区潘家园南里 19 号
邮　　编：100021
E - mail：pmph @ pmph.com
购书热线：010-59787592　010-59787584　010-65264830
印　　刷：三河市博文印刷有限公司
经　　销：新华书店
开　　本：889×1194　1/32　印张：7.75
字　　数：136 千字
版　　次：2023 年 3 月第 1 版
印　　次：2023 年 5 月第 1 次印刷
标准书号：ISBN 978-7-117-34477-7
定　　价：32.00 元

打击盗版举报电话：010-59787491　E-mail：WQ @ pmph.com
质量问题联系电话：010-59787234　E-mail：zhiliang @ pmph.com
数字融合服务电话：4001118166　E-mail：zengzhi @ pmph.com

# 重刊说明

中医药学是中华民族的伟大创造,是中国古代科学的瑰宝,也是打开中华文明宝库的钥匙,为中华民族繁衍生息做出了巨大贡献,对世界文明进步产生了积极影响。中华五千年灿烂文化,"伏羲制九针""神农尝百草",中医经典著作作为中医学的重要组成部分,是中医药文化之源、理论之基、临床之本。为了把这些宝贵的财富继承好、发展好、利用好,人民卫生出版社于 2005 年推出了《中医临床必读丛书》(简称《丛书》)(105 种),随后于 2017 年推出了《中医临床必读丛书》(典藏版)(30 种),丛书出版后深受读者欢迎,累计印制近 900 万册,成为了中医药从业人员和爱好者的必读经典。

毋庸置疑,中医古籍不仅是中医理论的基础,更是中医临床坚强的基石,提高临床疗效的捷径。每一位中医从业者,无不是从中医经典学起的。"读经典、悟原理、做临床、跟名师、成大家"是中医成才的必要路径。为了贯彻落实党的二十大报告指出的促进中医药传承创新发展和《关于推进新时代古籍工作的意见》

要求,传承中医典籍精华,同时针对后疫情时代中医药在护佑人民健康方面的重要性以及大众对于中医经典的重视,我们因时因势调整和完善中医古籍出版工作,因此,在传承《丛书》原貌的基础上,对105种图书进行了改版,推出《中医临床必读丛书重刊》(简称《重刊》)。为了便于读者阅读,本版尽量保留原版风格,并采用双色印刷,将"养生类著作"单列,对每部图书的导读和相关文字进行了更新和勘误;同时邀请张伯礼院士和王琦院士为《重刊》作序,具体特点如下:

1. **精选底本,校勘严谨** 每种古籍均由各科专家遴选精善底本,加以严谨校勘,为读者提供精准的原文。在内容上,考虑中医临床人员的学习需要,一改过去加校记、注释、语译等方式,原则上只收原文,不作校记和注释,类似古籍的白文本。对于原文中俗体字、异体字、避讳字、古今字予以径改,不作校注,旨在使读者在研习之中渐得旨趣,体悟真谛。

2. **导读要览,入门捷径** 为了便于读者学习和理解,每本书前撰写了导读,介绍作者生平、成书背景、学术特点,重点介绍该书的主要内容、学习方法和临证思维方法,以及对临床的指导意义,对书的内容提要钩玄,方便读者抓住重点,提升学习和临证效果。

3. **名家整理,打造精品** 《丛书》整理者如余瀛鳌、钱超尘、郑金生、田代华、郭君双、苏礼等大部分专家都参加了我社 20 世纪 80 年代中医古籍整理工作，他们拥有珍贵而翔实的版本资料，具备较高的中医古籍文献整理水平与丰富的临床经验，是我国现当代中医古籍文献整理的杰出代表，加之《丛书》在读者心目中的品牌形象和认可度，相信《重刊》一定能够历久弥新，长盛不衰，为新时代我国中医药事业的传承创新发展做出更大的贡献。

主要分类和具体书目如下：

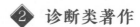 **经典著作**

《黄帝内经素问》　　　《金匮要略》

《灵枢经》　　　　　　《温病条辨》

《伤寒论》　　　　　　《温热经纬》

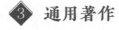 **诊断类著作**

《脉经》　　　　　　　《濒湖脉学》

《诊家枢要》

③ **通用著作**

《中藏经》　　　　　　《三因极一病证方论》

《伤寒总病论》　　　　《素问病机气宜保命集》

《素问玄机原病式》　　《内外伤辨惑论》

《儒门事亲》　　　　　《石室秘录》

《脾胃论》　　　　　　《医学源流论》

《兰室秘藏》　　　　　《血证论》

《格致余论》　　　　　《名医类案》

《丹溪心法》　　　　　《兰台轨范》

《景岳全书》　　　　　《杂病源流犀烛》

《医贯》　　　　　　　《古今医案按》

《理虚元鉴》　　　　　《笔花医镜》

《明医杂著》　　　　　《类证治裁》

《万病回春》　　　　　《医林改错》

《慎柔五书》　　　　　《医学衷中参西录》

《内经知要》　　　　　《丁甘仁医案》

《医宗金鉴》

### ◆ 4 各科著作

#### (1) 内科

《金匮钩玄》　　　　　《张氏医通》

《秘传证治要诀及类方》　《张聿青医案》

《医宗必读》　　　　　《临证指南医案》

《医学心悟》　　　　　《症因脉治》

《证治汇补》　　　　　《医学入门》

《医门法律》　　　　　《先醒斋医学广笔记》

《温疫论》　　　　　《串雅内外编》

《温热论》　　　　　《医醇賸义》

《湿热论》　　　　　《时病论》

(2) 外科

《外科精义》　　　　《外科证治全生集》

《外科发挥》　　　　《疡科心得集》

《外科正宗》

(3) 妇科

《经效产宝》　　　　《傅青主女科》

《女科辑要》　　　　《竹林寺女科秘传》

《妇人大全良方》　　《济阴纲目》

《女科经纶》

(4) 儿科

《小儿药证直诀》　　《幼科发挥》

《活幼心书》　　　　《幼幼集成》

(5) 眼科

《秘传眼科龙木论》　《眼科金镜》

《审视瑶函》　　　　《目经大成》

《银海精微》

(6) 耳鼻喉科

《重楼玉钥》　　　　《喉科秘诀》

《口齿类要》

(7)针灸科

《针灸甲乙经》　　　　　《针灸大成》

《针灸资生经》　　　　　《针灸聚英》

《针经摘英集》

(8)骨伤科

《永类钤方》　　　　　　《世医得效方》

《仙授理伤续断秘方》　　《伤科汇纂》

《正体类要》　　　　　　《厘正按摩要术》

## ⑤ 养生类著作

《寿亲养老新书》　　　　《老老恒言》

《遵生八笺》

## ⑥ 方药类著作

《太平惠民和剂局方》　　《得配本草》

《医方考》　　　　　　　《成方切用》

《本草原始》　　　　　　《时方妙用》

《医方集解》　　　　　　《验方新编》

《本草备要》

人民卫生出版社

2023 年 2 月

# 序 一

党的二十大报告提出,把马克思主义与中华优秀传统文化相结合。中医药学是中国古代科学的瑰宝,也是打开中华文明宝库的钥匙。当前,中医药发展迎来了天时、地利、人和的大好时机。特别是近十年来,党中央、国务院密集出台了一系列方针政策,大力推动中医药传承创新发展,其重视程度之高、涉及领域之广、支持力度之大,都是前所未有的。"识势者智,驭势者赢",中医药人要乘势而为,紧紧把握住历史的机遇,承担起时代的责任,增强文化自信,勇攀医学高峰,推动中医药传承创新发展。而其中人才培养是当务之急,不可等闲视之。

作为中医药人才成长的必要路径,中医经典著作的重要性毋庸置疑。历代名医先贤,无不熟谙经典,并通过临床实践续先贤之学,创立弘扬新说;发皇古义,融会新知,提高临床诊治水平,推动中医药学术学科进步,造福于黎庶。孙思邈指出:"凡欲为大医,必须谙《素问》《甲乙》《黄帝针经》……"李东垣发《黄帝内经》胃气学说之端绪,提出"内伤脾胃,百病

9

由生"的观点,一部《脾胃论》成为内外伤病证辨证之圭臬。经典者,路志正国医大师认为:原为"举一纲而万目张,解一卷而众篇明"之作,经典之所以奉为经典,一是经过长时间的临床实践检验,具有明确的临床指导作用和理论价值;二是后代医家在学术流变中,不断诠释、完善并丰富了其内涵与外延,使其与时俱进,丰富和发展了理论。

如何研习经典,南宋大儒朱熹有经验可以借鉴:为学之道,莫先于穷理;穷理之要,必在于读书;读书之法,莫贵于循序而致精;而致精之本,则又在于居敬而持志。读朱子治学之典,他的《观书有感》诗歌可为证:"半亩方塘一鉴开,天光云影共徘徊。问渠那得清如许?为有源头活水来。"可诠释读书三态:一是研读经典关键是要穷究其理,理在书中,文字易懂但究理需结合临床实践去理解、去觉悟;更要在实践中去应用,逐步达到融汇贯通,圆机活法,亦源头活水之谓也。二是研读经典当持之以恒,循序渐进,读到豁然以明的时候,才能体会到脑洞明澄,如清澈见底的一塘活水,辨病识证,仿佛天光云影,尽映眼前的境界。三是研读经典者还需有扶疾治病、济世救人之大医精诚的精神;更重要的是,读经典还需怀着敬畏之心去研读赏析,信之用之日久方可发扬之;有糟粕可弃用,但须慎之。

在这次新型冠状病毒感染疫情的防治中,疫病相关的中医经典发挥了重要作用,2020年疫情初期我们通过流调和分析,明确了新型冠状病毒感染是以湿毒内蕴为核心病机、兼夹发病为临床特点的认识,有力指导了对疫情的防治。中医药早期介入,全程参与,有效控制转重率,对重症患者采取中西医结合救治,降低了病死率,提高了治愈率。所筛选出的"三药三方"也是出自古代经典。在中医药整建制接管的江夏方舱医院中,更是交出了564名患者零转重、零复阳,医护零感染的出色答卷。中西医结合、中西药并用成为中国抗疫方案的亮点,是中医药守正创新的一次生动实践,也为世界抗疫贡献了东方智慧,受到世界卫生组织(WHO)专家组的高度评价。

经典中蕴藏着丰富的原创思路,给人以启迪。青蒿素的发明即是深入研习古典医籍受到启迪并取得成果的例证。进入新时代,国家药品监督管理部门所制定的按古代经典名方目录管理的中药复方制剂,基于人用经验的中药复方制剂新药研发等相关政策和指导原则,也助推许多中医药科研人员开始从古典医籍中寻找灵感与思路,研发新方新药。不仅如此,还有学者从古籍中梳理中医流派的传承与教育脉络,以传统的人才培养方法与模式为现代中医药教育提供新的借鉴……可见中医药古籍中的内容对当代中医药科研、临床与教育均具有指导作用，应该受到重视与研习。

我们欣慰地看到，人民卫生出版社在 20 世纪 50 年代便开始了中医古籍整理出版工作，先后经过了影印、白文版、古籍校点等阶段，经过近 70 年的积淀，为中医药教材、专著建设做了大量基础性工作；并通过古籍整理，培养了一大批中医古籍整理名家和专业人才，形成了"品牌权威、名家云集""版本精良、校勘精准""读者认可、历久弥新"等鲜明特点，赢得了广大读者和行业内人士的普遍认可和高度评价。2005 年，为落实国家中医药管理局设立的培育名医的研修项目，精选了 105 种中医经典古籍分为三批刊行，出版以来，重印近千万册，广受读者欢迎和喜爱。"读经典、做临床、育悟性、成明医"在中医药行业内蔚然成风，可以说这套丛书为中医临床人才培养发挥了重要作用。此次人民卫生出版社在《中医临床必读丛书》的基础上进行重刊，是践行中共中央办公厅、国务院办公厅《关于推进新时代古籍工作的意见》和全国中医药人才工作会议精神，以实际行动加强中医古籍出版工作，注重古籍资源转化利用，促进中医药传承创新发展的重要举措。

经典之书,常读常新,以文载道,以文化人。中医经典与中华文化血脉相通,是中医的根基和灵魂。"欲穷千里目,更上一层楼",经典就是学术进步的阶梯。希望广大中医药工作者乃至青年学生,都要增强文化自觉和文化自信,传承经典,用好经典,发扬经典。

有感于斯,是为序。


中国工程院院士　国医大师

天津中医药大学　名誉校长　张伯礼

中国中医科学院　名誉院长

2023 年 3 月于天津静海团泊湖畔

# 序 二

中医药典籍浩如烟海，自先秦两汉以来的四大经典《黄帝内经》《难经》《神农本草经》《伤寒杂病论》，到隋唐时期的著名医著《诸病源候论》《备急千金要方》，宋代的《经史证类备急本草》《圣济总录》，金元时期四大医家刘完素、张从正、李东垣和朱丹溪的著作《素问玄机原病式》《儒门事亲》《脾胃论》《丹溪心法》等，到明清之际的《本草纲目》《医门法律》等，中医古籍是我国中医药知识赖以保存、记录、交流和传播的根基和载体，是中华民族认识疾病、诊疗疾病的经验总结，是中医药宝库的精华。

中华人民共和国成立以来，在中医药、中西医结合临床和理论研究中所取得的成果，与中医古籍研究有着密不可分的关系。例如中西医结合治疗急腹症，是从《金匮要略》大黄牡丹汤治疗肠痈等文献中得到启示；小夹板固定治疗骨折的思路，也是根据《仙授理伤续断秘方》等医籍治疗骨折强调动静结合的论述所取得的；活血化瘀方药治疗冠心病、脑血管意外和闭塞性脉管炎等疾病的疗效，是借鉴《医林改错》

等古代有关文献而加以提高的；尤其是举世瞩目的抗疟新药青蒿素，是基于《肘后备急方》治疟单方研制而成的。

党的二十大报告提出，深入实施科教兴国战略、人才强国战略。人才是全面建设社会主义现代化国家的重要支撑。培养人才，教育要先行，具体到中医药人才的培养方面，在院校教育和师承教育取得成就的基础上，我还提出了书院教育的模式，得到了国家中医药管理局和各界学者的高度认可。王琦书院拥有115位两院院士、国医大师的强大师资阵容，学员有岐黄学者、全国名中医和来自海外的中医药优秀人才代表。希望能够在中医药人才培养模式和路径方面进行探索、创新。

那么，对于个人来讲，我们怎样才能利用好这些古籍，来提升自己的临床水平？我以为应始于约，近于博，博而通，归于约。中医古籍博大精深，绝非只学个别经典即能窥其门径，须长期钻研体悟和实践，精于勤思明辨、临床辨证，善于总结经验教训，才能求得食而化，博而通，通则返约，始能提高疗效。今由人民卫生出版社对《中医临床必读丛书》(105种)进行重刊，我认为是件非常有意义的事，《重刊》校勘严谨，每本书都配有导读要览，同时均为名家整理，堪称精品,是在继承的基础上进行的创新,这无疑对提高临床疗效、推动中医药事业的继承与发展具有积极的促进作用,因此,我们也会将《重刊》列为书院教学尤其是临床型专家成长的必读书目。

韶光易逝,岁月如流,但是中医人探索求知的欲望是亘古不变的。我相信,《重刊》必将对新时代中医药人才培养和中医学术发展起到很好的推动作用。为此欣慰之至,乐为之序。


中国工程院院士　国医大师　王琦

2023 年 3 月于北京

# 原　序

中医药学是具有中国特色的生命科学，是科学与人文融合得比较好的学科，在人才培养方面，只要遵循中医药学自身发展的规律，把中医理论知识的深厚积淀与临床经验的活用有机地结合起来，就能培养出优秀的中医临床人才。

百余年西学东渐，再加上当今市场经济价值取向的影响，使得一些中医师诊治疾病常以西药打头阵，中药作陪衬，不论病情是否需要，一概是中药加西药。更有甚者不切脉、不辨证，凡遇炎症均以解毒消炎处理，如此失去了中医理论对诊疗实践的指导，则不可能培养出合格的中医临床人才。对此，中医学界许多有识之士颇感忧虑而痛心疾首。中医中药人才的培养，从国家社会的需求出发，应该在多种模式、多个层面展开。当务之急是创造良好的育人环境。要倡导求真求异、学术民主的学风。国家中医药管理局设立了培育名医的研修项目，第一是参师襄诊，拜名师并制订好读书计划，因人因材施教，务求实效。论其共性，则需重视"悟性"的提高，医理与易理相通，重视易经相关理论的学习；还有文献学、逻辑学、生命科学原理与生物信息学等知识的学习运用。"悟性"主要体现在联系临床，提高思辨能力，破解疑难病例，获取疗效。再者是熟读一本临证案头书，研修项目精选的书目可以任选，作为读经典医籍研修晋级保底的基本功。第二是诊疗环境，我建议城市与乡村、医院与诊所、病房与门诊可以兼顾，总以多临证、多研讨为主。若参师三五位以上，年诊千例以上，必有上乘学问。第三是求真务实，"读经典做临床"关键在"做"字上苦下功夫，敢于置疑而后验证、诠释，进而创新，诠证创新自然寓于继承之中。

中医治学当溯本求源，古为今用，继承是基础，创新是归宿，认真继承中医经典理论与临床诊疗经验，做到中医不能丢，进而才是中医现代化的实施。厚积薄发、厚今薄古为治学常理。所谓勤求古训、融会新知，即是运用科学的临床思维方法，将理论与实践紧密联系，以显著的疗效，诠释、求证前贤的理论，于继承之中求创新发展，从理论层面阐发古人前贤之未备，以推进中医学科的进步。

综观古往今来贤哲名医，均是熟谙经典、勤于临证、发皇古义、创立新说者。通常所言的"学术思想"应是高层次的成就，是锲而不舍长期坚持"读经典做临床"，并且，在取得若干鲜活的诊疗经验基础上，应是学术闪光点凝聚提炼出的精华。笔者以弘扬中医学学科的学术思想为己任，绝不敢言自己有什么学术思想，因为学术思想一定要具备创新思维与创新成果，当然是在以继承为基础上的创新；学术思想必有理论内涵指导临床实践，能提高防治水平；再者，学术思想不应是一病一证一法一方的诊治经验与心得体会。如金元大家刘完素著有《素问病机气宜保命集》，自述"法之与术，悉出《内经》之玄机"，于刻苦钻研运气学说之后，倡"六气皆从火化"，阐发火热症证脉治，创立脏腑六气病机、玄府气液理论。其学术思想至今仍能指导温热、瘟疫的防治。严重急性呼吸综合征（SARS）流行时，运用玄府气液理论分析证候病机，确立治则治法，遣药组方获取疗效，应对突发公共卫生事件，造福群众。毋庸置疑，刘完素是"读经典做临床"的楷模，而学习历史，凡成中医大家名师者基本如此，即使当今名医具有卓越学术思想者，亦无例外。因为经典医籍所提供的科学原理至今仍是维护健康、防治疾病的准则，至今仍葆其青春，因此"读经典做临床"具有重要的现实意义。

　　值得指出，培养临床中坚骨干人才，造就学科领军人物是当务之急。在需要强化"读经典做临床"的同时，以唯物主义史观学习易理易道易图，与文、史、哲、逻辑学交叉渗透融合，提高"悟性"，指导诊疗工作。面对新世纪，东学西渐是另一股潮流，国外学者研究老聃、孔丘、朱熹、沈括之学，以应对技术高速发展与理论相对滞后的矛盾日趋突出的现状。譬如老聃是中国宇宙论的开拓者，惠施则注重宇宙中一般事物的观察。他解释宇宙为总包一切之"大一"与极微无内之"小一"构成，大而无外小而无内，大一寓有小一，小一中又涵有大一，两者相兼容而为用。如此见解不仅对中医学术研究具有指导作用，对宏观生物学与分子生物学的连接，纳入到系统复杂科学的领域至关重要。近日有学者撰文讨论自我感受的主观症状对医学的贡献和医师参照的意义；有学者从分子水平寻求直接调节整体功能的物质，而突破靶细胞的发病机制；有医生运用助阳化气、通利小便的方药同时改善胃肠症状，治疗幽门螺杆菌引起的胃炎；还有医生使用中成药治疗老年良性前列腺增生，运用非线性方法，优化观察指标，不把增生前列腺的直径作为唯一的"金"指标，用综合量表评价疗效而获得认许，这就是中医的思维，要坚定地走中国人自己的路。

　　人民卫生出版社为了落实国家中医药管理局设立的培育名医的研修项目，先从研修项目中精选20

种古典医籍予以出版，余下50余种陆续刊行，为我们学习提供了便利条件，只要我们"博学之，审问之，慎思之，明辨之，笃行之"，就会学有所得、学有所长、学有所进、学有所成。治经典之学要落脚临床，实实在在去"做"，切忌坐而论道，应端正学风，尊重参师，教学相长，使自己成为中医界骨干人才。名医不是自封的，需要同行认可，而社会认可更为重要。让我们互相勉励，为中国中医名医战略实施取得实效多做有益的工作。

王永炎

2005 年 7 月 5 日

# 导　读

　　《时病论》为清末医家雷丰撰,是首部以《黄帝内经》(以下简称《内经》)运气理论系统阐述外感病的专著。本书专论各季节多发病、流行病,多伴发热。如春季伤风、风温,夏季中暑、泄痢,秋季伤湿、秋燥、疟疾,冬季伤寒、咳嗽。本书切于实用,流传较广。

## 一、《时病论》与作者

　　本书以四季分类,每季又以新感病邪即发,与前季感邪越季而发,分为两部分,顺序编为八卷;如首卷为春季伏邪病,次卷为春季当令病等,依次编排。书末另附医论 13 篇,为雷氏的医疗实践心得和重要医学理论概述,如五运六气论、治轻证宜细心重病宜大胆论等。每卷下又以时令多发病、流行病为目,每病依次列论病(病因、症状、治法)、拟用诸法(列出药物)、备用成方、临证治案。书中有雷氏门人程曦和江诚的少量注评。该书辨各病之新邪伏气,表里虚实,条分缕析;论治法方药,旁涉各家又兼本人经验心得,见解独到。雷氏以《内经》理论为基础,论述伤寒、温病等时令外感病自成系统,所载治法和成方精练实用,为当时医家所推崇。本书不收烈性传染病(温疫)。

雷丰,字松存,号少逸、侣菊,浙江三衢(今衢州)人,天资聪颖,诗书画皆擅长,有三绝之誉。其父逸仙,习医于程芝田;自闽浦来衢,即悬壶于市,著《逸仙医案》二卷。丰幼承父训,推崇《内经》之学,历览诸家医书,引伸触类,结合长期实践,以一年中杂病少而时病多,且前人论时病之书甚少,遂加意精研时病,颇有心得。其曰"为时医必识时令,因时令而知时病,治时病而用时方,且防何时而变,决何时而解,随时斟酌",因撰《时病论》。


二、主要学术特点及对临床的指导意义

1. 治时令病先究运气

推崇《内经》五运六气理论,认为五运按每运72(当73)日有奇运行,一年等分为五;主运每年顺序相同,按春风、夏火、长夏湿、秋燥、冬寒运行,每运特点不同,感受邪气、发病亦不同。六气按每气60日有奇运行，一年等分为六，六气主气每年顺序相同，初气为风，二气为君火，三气为相火，四气为湿，五气为燥，六气为寒。运气均起于大寒日，五运六气合行而终一岁。全书以运气理论为基础，将伤寒、温病、疟痢等外感病统一起来，结合运气理论阐述外感病的因机证治，形成较为完备的中医外感病新理论体系，具有价值。本书以《素问·阴阳应象大论》"冬伤于寒，春必病温"，"春伤于风，夏生飧泄"，"夏伤于暑，秋必痎疟"，"秋伤于湿，冬生咳嗽"八句原文为全书纲领，列为每卷标题。认为秋伤于湿，在时间上指秋分前，六气中湿土司权时；秋分后属六气燥金司权，此时为秋伤于燥；故从六气看秋有伤湿、伤燥两种情况。认为运气理论对医学来说很重要，不知者甚至"不可为工"。并言，近世之医有谓"五运六气，与岁多有不应，置之弗习"。雷氏认为这是因《内经》论述了运气之常（含变化之常），但实际运气之变亦并非一定之变，变化更为复杂（这也是运气多与岁不应的原因）。故这并不能否定运气理论。雷氏认为医者必须懂得五运六气，知常达变，把握运气机制，才能真正理解并应用于临床。全书论病用药多有运气理论贯穿。运气的时段划分及基本内容是临床辨证、立法、处方的基础。

## 2. 知时论证,辨体立法

对外感病的诊断十分强调知时,其曰:"医者之难也,而其最难者尤莫甚于知时论证,辨体立法。盖时有温、热、凉、寒之别,证有表、里、新、伏之分。"感受当令之邪则为新感病(当令之气或当令不时之气);前季感邪越季再发则为伏气外感病。四季外感病的诊断,根据季节时令,结合病候特点进行,即为"知时论证"。如夏季的多种新感外感病,由于运气时段、季节气候不同,导致暑病病证不同(治法亦不同)。如在春夏之交,日长暴暖,忽然眩晕头痛,身倦脚软,体热食少,频欲呵欠,心烦自汗,即可诊为疰夏;若在孟夏,表现为发热汗出,口渴心烦,不恶寒反恶热,脉洪大,诊为热病;若在仲夏,其时乍雨乍晴,天之日下逼,地之湿上蒸,万物感其气则霉,人感其气则病,以致胸痞腹闷,身热有汗,时欲恶心,右脉极钝,舌苔白滑,诊为霉湿病。雷氏"知时论证"的诊断学思想,在博采诸贤之说的基础上,发挥自己新见解而成,为外感病理论发展打下基础。

## 3. 辨治时病,知常达变

认为医家需要懂得,某证之常,应施某法;某证之变,应用某法。但不能执定某证之常,必施某法;某证之变,必用某法。疾病变化太复杂,难以详尽论述,只能融会贯通,临证随机变化。如初起因于风者,宜以解肌散表法;因于寒者,宜以辛温解表法等,此皆言初患六气之常证,通用之定法。至于反常之变证,不定之治法,则又不可不知。如春温条中,有舌绛齿燥,谵语神昏,手足瘛疭,昏瞆不语之变;湿温条中,有或笑或痉,撮空理线,舌苔黄刺,或转焦黑之变。然而亦非一定之变也,须知春温亦有湿温之变证,湿温亦有春温之变证,论中难以确定,必须灵活应用。此又不单春温、湿温可以参照,暑温、冬温,以及诸病悉可参照。

### 4. 博采众说,择善而从

雷氏熟读经典,博览群书,其论皆本《内经》及诸贤之说。如在临证辨治疟疾时,多采用古人名方,如张仲景的小柴胡汤,另外李东垣、张景岳、吴又可皆有涉及。遇有与经文相符者,常直用原方,立取捷效。如其治"风疟时邪乘入血室"与小柴胡汤而愈。少逸法古方,但不拘泥古方,有宗其说而弃其方,或驳其偏而存其法。认为今古医学,均宜参考,在具体内容上不能半信半疑,而应择善而从。本书所列之方具有实用性。

## 三、如何学习应用《时病论》

### 1. 学习运气学说掌握时段划分

从上可看到,掌握运气时段,对时病的诊断、治法的确定、用药选择很重要。①雷氏所论五运时段大致分配为:初运起于大寒(大寒、立春、雨水、惊蛰、春分),二运起于春分后13日(春分、清明、谷雨、立夏、小满、芒种),三运起于芒种后10~11日(芒种、夏至、小暑、大暑、立秋、处暑),四运起于处暑后7日(处暑、白露、秋分、寒露、霜降、立冬),五运起于立冬后4日(立冬、小雪、大雪、冬至、小寒、大寒)。由于多种原因,以上推算交运日方法也存在学术争论,故可能会有几天差异;但本法可较、方便、合理近似地推算,具实用性。每年主运顺序固定,春为风木,夏为火气,长夏为湿土,秋为燥金,冬为寒水。②六气之主气每年运行亦固定不变,时段分配及顺序为:初气厥阴风木主令(大寒起、立春、雨水、惊蛰、春分前);二气少阴君火(春分、清明、谷雨、立夏、小满前);三气少阳相火(小满、芒种、夏至、小暑、大暑前),四气太阴湿土(大暑、立秋、处暑、白露、秋分前),五气阳明燥金(秋分、寒露、霜降、立冬、小雪前),六气太阳寒水(小雪、大雪、冬至、小寒、大寒前)。五运还有其他时段分配学说，在此不作讨论。五运六气运用比较繁复，限于篇幅在此不赘述，读者可自行展开。以上运气时段划分，可为临床应用参考。

## 2. 体会诸法精义及其适应病症

少逸治病以治法为先。治法是其精选出适合治外感病之古方，结合临床经验稍加改良而成，故治法同自拟方，更适合所论病证；其曰所用诸药均细心参究，不敢随意改动；每法之后，又详加解释，使学者知每味药作用。如卷一，凉解里热法，"治温热内炽，外无风寒，及暑温冬温之证；为温热初入于胃。盖胃为阳土，得凉则安；故以芦根为君，其味甘，其性凉，其中空，不但能去胃中之热，抑且能透肌表之邪，诚凉而不滞之妙品，大胜寻常寒药"等等。读者宜理解各"治法"之医理，融会贯通，方能结合具体病证、运气、时令气候，随时调整药物，灵活变化，切合病情。临床应用宜在理解区别异同基础上，记忆适应病证、治法、药物。如卷一，5种温病均由于冬受微寒，邪气内伏，至春因不同的外感而发，机理不同。故春温者治以辛温解表法；风温者治以辛凉解表法；温病者治以清热保津法；温毒者治以清热解毒法；晚发者治以清凉透邪法。

### 3. 掌握备用成方的选用依据

本书成方皆精选于先哲诸书，如遇病证相符者则可"直与原方，立取捷效"。如其治"风疟时邪乘入血室"与小柴胡汤而愈。如选用古方有过汗过下、偏寒偏热之弊时，则宜作化裁。如卷二"春伤于风大意"之中，参苏饮乃治气虚外感，稍壮者减参可也。读者宜掌握成方适应病证。

方力行

2007 年 1 月

## 整理说明

一、《时病论》成书于清光绪八年(1882)，今存最早版本为清光绪九年(1883)汗莲书屋刻本，其次为清光绪十年(1884)雷氏慎修堂刻本，其他清刻本有光绪二十四年(1898)上海著易堂刻本、光绪三十年(1904)石印本、宣统元年(1909)石印本，另有清抄本；其后版本有 1912 年、1940 年上海锦章书局石印本，1922 年无锡日升山房刻本，1923 年、1931 年、1932 年上海广益书局石印本，1925 年、1926 年、1931 年上海大东书局铅印本等。其中出版较早、刊印较精、保存完好的为清光绪十年(1884)雷氏慎修堂刻本(现藏上海中医药大学图书馆)，现以此作为本次校刊底本；旁校本用清光绪二十四年(1898)上海著易堂刻本。凡属校本增加的文字，一律不予增入；底本正确，或意义可通者，校本文字虽异，不改不注。

二、本书采用横排，简体，现代标点。容易产生歧义的简化字，仍使用原繁体字。直排本用指前文的"右"字，本书均改"上"，以与横排相符。

三、为便于阅读，书中药名尽量规范统一，如(括号中规范名)兵榔(槟榔)、只实(枳实)、香需(香薷)、蓬砂(硼砂)、山查(山楂)等,径改通用名。药名规范一般保持原体例,如单字药名,需(薷),不改作香薷。有些药名不简化,如旋覆花等。

四、凡底本中的异体字,俗写字,或笔画残缺,或明显笔误,均径改正体字,一般不出注。

五、后世出版者有将咒法鬼神等视为不经之说,删节出版;考虑到古籍整理宜保持原书文字完整,以便于阅读理解原意,至于内容的取舍,全在后人自己斟酌,故本次整理,不对其中某些迷信或不适应现代的内容作改动,请读者见谅。

六、底本中作者画像、他人题词对学习本书作用不大,略。

# 刘　序

　　自来济生之道莫大于医,非博览群书不足广扩见
闻,非深明脉理无由动中肯綮。近世浅陋者流粗阅俗
书本草,钞记十数成方,六经茫然,气候莫辨,侈口自
命曰知医,一临证时幸而获中,夸功固无足怪;不幸
适增其剧,变在俄顷,自问何安? 医慢云乎哉! 衢郡
雷君少逸以医学世其家,名噪远近,争相延者无虚日,
尝来署诊余脉,谈理至精且确,立方投剂,服之辄效,
于此道诚三折肱矣。心契者久之,一日持是编问序于
余,披阅再四,窃美其恪承先志,亟于济时,所有一切
方书历览不可以数计,妙能由博返约融会圣经贤训,
采其名言要诀,神明而变化之,法古不泥乎古,宜今
不徇乎今;凡先时伏气、当时新感、后时余患,以至变
证、兼证错杂,时不一,治亦不一;旨宗《内经》,法守
长沙,于医林中读书得间独具只眼,编中立案、用方了
如指掌,靡不尽美尽善,所造非偶然也。士君子得志
于时,苍生托命,困则苏之,危则拯之,灾患则捍卫而
胥除之,刻刻以民间疾苦为念,唯恐一夫不得其所至;
时值未达,有心济世,权无所藉,而扶持悯恤之怀,曾

不能已，则惟精医一道，有功德于民者菲浅。少逸以布衣轸恤群生，廑疴瘝而深拯救，犹复不没先志，抒其心得著是书公诸世。冀海内学道者同遵圣《经》，随时审证，不至轻视民命，由此夭札之患除，俾斯世寿域同登太和翔洽。昔陆宣公道在活人，范文正公志在济众，燮理阴阳之功少逸不皆备之耶。然则是书出，其裨益于世者亦安有既哉。

光绪九年仲秋月尽先补用道知衢州府事前京畿道监察御史楚北刘国光宾臣氏拜序

# 吴　序

　　余素未习岐黄而喜读医书,诸家立法各异,宗旨不同,岂古今人时代前后各殊,而病亦因之有异,何古人之方施之于今而辄不合,因悟四书中问仁问政众矣。夫子告之,各因天资、学力之高下浅深,气质之刚柔纯驳,未尝执一说而概施也。医之道不当审其时因其人辨其受病之浅深,而妄用方药,以冀一遇乎。然而知此意者实少,三衢雷子少逸先生精于医道,名噪一时,余自光绪初年以来,六至柯城龚甥家,观雷子所开方药辄中病,始晤面订交,聆其绪论,实能洞达《经》旨,不泥古仍合乎法,必审时而论其病,因人定药,因病立方。后出其所著《时病论》八卷,读之益知其学有渊源,本自庭授,天资学力尤能宗主长沙,上究圣《经》之奥妙,诚医学之正宗,救世之宝筏也。今议付之剞劂,公诸同道,因问序于余。余未涉藩篱,乌足以序雷子之书,但闻之喻西昌曰医者意也,能得其意无论主温补,主滋阴,主脾胃,主解散,古人之书皆供我之去取偏驳净而良法存,此书一出,海内之知医者可以无拘古不化之病,初学者亦不敢有海捕杂施之误,其功岂不伟哉。且书中时字之义大矣,欲知其说者则司天在泉之说不必删,五运乘除之气所必辨,有先时而伏之病,后时而乘之病,立方之变动不居不犹,是孔子之故进故退,孟子之饮汤饮水之意乎。自维谫陋敢以管窥蠡测之说,仍以质之雷子焉可。

光绪九年癸未菊秋尽先选用知府赏戴花翎
前内阁中书委署侍读愚弟吴华辰拜撰

# 自　序

甚矣，医道之难也！而其最难者尤莫甚于知时论证，辨体立法。盖时有温、热、凉、寒之别，证有表、里、新、伏之分，体有阴、阳、壮、弱之殊，法有散、补、攻、和之异，设不明辨精确，妄为投剂，鲜不误人。然从古至今，医书充栋，而专论时病者盖寡。丰因谨承先志，不惮苦口，而特畅其说焉。丰先君别署逸仙，好读书，喜吟咏，尝与武林许孝廉叶帆、龙邱余孝廉元圃、徐茂才月舲酌酒赋诗，迭相唱和，著有《养鹤山房诗稿》，既而弃儒，从程芝田先生习岐黄术，遂行道龙邱。晚年曾集古人诸医书，汇为四十卷，名曰《医博》，又自著《医约》四卷，书中多有发前人之未发者，同人借抄者众，无不称善。咸丰十年春，邻居虞拱辰明经助资劝登梨枣，甫议刊而西匪窜扰于龙，仓皇出走，其书遂失。是时丰父子同返柯城，翼贼退，仍觅原书于借抄诸友处，使数十年心血所萃，不至湮没无传。乃未及两载，先君溘然长逝。噫！礼云："父没而不能读父之书，手泽存焉耳。"丰求先君手泽而不可复得，清夜自思，未尝不泫然流涕，今仅留方案数百条，皆随侍时见闻所录，其中亦有论时病者，悉以授之从学程曦、江诚，细加详注，编成四卷，展诵之余，犹仿佛趋庭问答时也。因忆先君尝谓丰曰："一岁中杂病少而时病多，若不于治时病之法研究于平日，则临证未免茫然无据。"丰谨志之，至今耿耿不忘。嗟乎！自先君见背，又二十余年矣。丰历览诸家之书，引伸触类，渐有心得，每思出鄙论以问世，俾世之知我者以匡不逮，又自惭一介布衣，才同袜线，为大雅所讥，辄复中止，奈同志者固请时病之论，刺刺不休，爰不揣谫陋，将《阴阳应象大论》"冬伤于寒，春必病温；春伤于风，夏生飧泄；夏伤于暑，秋必痎疟；秋伤于湿，冬生咳嗽"八句经文为全部纲领，兼参先圣后贤之训，成一书以塞责。首先论病，论其常也；其次治案，治其变也。窃谓能知其常，而通其变，则时病不难治矣。所望知时者按春温、夏热、秋凉、冬寒之候，而别新邪，伏气之病，更审其体实体虚，而施散补之法，则医道虽难，能难其所难，亦不见为难，愿读是书者之无畏难也。是为序。

光绪八年岁次壬午中秋前一日三衢雷丰少逸氏题于养鹤山房

# 小　序

　　稿甫成，客有过而诮曰："子何人斯，积何学问，敢抗颜著书以问世，真所谓不知惭者矣！"丰笑而谢曰："吾乃一介布衣，未尝学问，成书数卷，聊以课徒，若云问世，则吾岂敢。"客曰："既云课徒，自仲景以前有羲、农、轩、伯，以后有刘、李、朱、张及诸大家之书，不下数千百种，就中堪为后学法程者，何可胜道，子必亹亹焉著《时病论》以授受，尽子之道，亦不过一时医也，何许子之不惮烦耶？"丰曰："由子之言，固非大谬，而以时医为轻，则又不然，丰请陈其说焉，子姑听之。夫春时病温，夏时病热，秋时病凉，冬时病寒，何者为正气，何者为不正气，既胜气复气，正化对化，从本从标，必按四时五运六气而分治之，名为时医。是为时医必识时令，因时令而治时病，治时病而用时方，且防其何时而变，决其何时而解，随时斟酌，此丰时病一书所由作也。若夫以时运称时医，则是时至而药石收功，时去而方术罔验，病者之命，寄乎医者之运，将不得乎时者，即不得为医，而欲求医者，必先观行运，有是理乎？然则丰于斯道，业有二十余年，诚恐不克副时医之名也,子亦何病乎时医?"言未毕,客蹙然改容,恍然大悟,作而言曰:"鄙人固陋,幸聆子言,昭然若发蒙矣。"客既退,因述问答之辞弁诸简端,并质之世之识时者,未知河汉丰言否也?

少逸山人识于养鹤山房

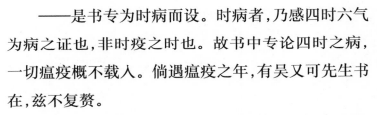

# 凡　例

　　——是书专为时病而设。时病者,乃感四时六气为病之证也,非时疫之时也。故书中专论四时之病,一切瘟疫概不载入。倘遇瘟疫之年,有吴又可先生书在,兹不复赘。

　　——诸论皆本《内经》诸贤之说,毫无杜撰。但内有先宗其论,后弃其方,或先驳其偏,后存其法,非既信又疑,盖欲择善而从。丰即偶有一得,亦必自载明白,俾阅者了然,并以寓就正之意。

　　——诸法皆丰所拟,乃仿古人之方稍为损益。所用诸药,金细心参究,不敢随意妄用以误人。每法之后,又详加解释,俾学者知一药有一药之用。

　　——诸方悉选于先哲诸书,以补诸法所不及。但其中有过汗者过下者,偏寒偏热者,不得不附鄙意于后,非丰之敢妄议古人,诚恐学者泥古方,医今病,不知化裁,致胶柱鼓瑟之诮。

　　——诸案系丰临证时所笔者。每见古人之案,载危病多,载轻病少。不知轻者危之渐,故圣人有不忽于细、必谨于微之训,所以危病轻病并载,使医者病者,预知防微杜渐耳。

　　——是书以《阴阳应象大论》八句经旨为纲,集四时六气之病为目,总言之先圣之源,分论之后贤之本,余论附于卷末。

# 目 录

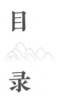

# 卷之一

安州刘宾臣先生鉴定
三衢雷　丰少逸手著
新安程曦锦雯
受业　　　　　参订
盈川江诚抱一

## 冬伤于寒春必病温大意

《经》谓"冬伤于寒，春必病温"，是训人有伏气之为病也。夫冬伤于寒，甚者即病，则为伤寒，微者不即病，其气伏藏于肌肤，或伏藏于少阴，至春阳气开泄，忽因外邪乘之，触动伏气乃发，又不因外邪而触发者，偶亦有之。其藏肌肤者，都是冬令劳苦动作汗出之人；其藏少阴者，都是冬不藏精肾脏内亏之辈。此即古人所谓最虚之处，便是容邪之处。何刘松峰、陈平伯诸公，皆谓并无伏气，悖《经》之罪，其可逭乎！据丰论春时之伏气有五：曰春温也，风温也，温病也，温毒也，晚发也。盖春温者，由于冬受微寒，至春感寒而触发。风温者，亦由冬受微寒，至春感风而触发。温病者，亦由冬受微寒，寒酿为热，至来春阳气弛张之候，不因风寒触动，伏气自内而发。温毒者，由于冬受乖戾之气，至春夏之交，更感温热，伏毒自内而发。晚发者，又由冬受微寒，当时未发，发于清明之后，较诸温病晚发一节也。此五者，皆由冬伤于寒，伏而不发，发于来春而成诸温病者,当辨别而分治之。

程曦曰:"推松峰与平伯,皆谓并无伏气,有由来也,一执《云笈七签》冬伤于汗之句,一执钱氏冬伤寒水之脏之文。殊不知两家只顾一面文章,全不顾春伤、夏伤、秋伤之训,作何等解。思二先生天资高迈,亦受其蒙,不正其讹,反助其说,毋怪后之医者,统称暴感,恣用发散,羌、防、麻、桂,逼汗劫津,误人性命,固所不免,此不得不归咎于作俑之人也。"

## 春 温

考诸大家论春温者,惟嘉言与远公,精且密矣。嘉言以冬伤于寒、春必病温为一例,冬不藏精、春必病温又为一例,既伤于寒、且不藏精、至春同时并发,又为一例。举此三例,以论温病,而详其治。远公所论都是春月伤风之见证,分出三阳若何证治,三阴若何证治。观二家之论,可谓明如指掌。然宗嘉言不合远公,宗远公不合嘉言,反使后人无从执法。其实嘉言之论,遵《经》训分为三例,意在伏气;远公之论,皆系伤风见证,意在新感。总之春温之病,因于冬受微寒,伏于肌肤而不即发,或因冬不藏精,伏于少阴而不即发,皆待来春加感外寒,触动伏气乃发焉,即《经》所谓"冬伤于寒,春必病温;冬不藏精,春必病温"是也。其初起之证,头身皆痛,寒热无汗,咳嗽口渴,舌苔浮白,脉息举之有余,或弦或紧,寻之或滑或数,此宜辛温解表法为先;倘或舌苔化燥,或黄或焦,是温热已抵于胃,即用凉解里热法;如舌绛齿燥,谵语神昏,是温热深踞阳明营分,即宜清热解毒法,以保其津液也;如有手足瘛疭,脉来弦数,是为热极生风,即宜却热息风法;如或昏瞆不知人,不语如尸厥,此邪窜入心包,即宜祛热宣窍法。春温变幻,不一而足,务在临机应变可也。

## 风　温

　　风温之病,发于当春厥阴风木行令之时,少阴君火初交之际。陈平伯谓春月冬季居多,春月风邪用事,冬初气暖多风,风温之病,多见于此。其实大为不然。不知冬月有热渴咳嗽等证,便是冬温,岂可以风温名之!即按六气而论,冬令如有风温,亦在大寒一节,冬初二字,大为不妥。推风温为病之原,与春温仿佛,亦由冬令受寒,当时未发,肾虚之体,其气伏藏于少阴,劳苦之人,伏藏于肌腠,必待来春感受乎风,触动伏气而发也。其证头痛恶风,身热自汗,咳嗽口渴,舌苔微白,脉浮而数者,当用辛凉解表法。倘或舌绛苔黄,神昏谵语,以及手足瘛疭等证之变,皆可仿春温变证之法治之。

　　或问曰:因寒触动伏气为春温,初起恶寒无汗;因风触动为风温,初起恶风有汗。二病自是两途,岂可仿前治法? 答曰:新感之邪虽殊,伏藏之气则一。是故种种变证,可同一治。必须辨其孰为劳苦之辈,孰为冬不藏精之人,最为切要。试观病势由渐而加,其因于劳苦者可知；一病津液即伤，变证迭出，其因于冬不藏精者又可知。凡有一切温热，总宜刻刻顾其津液，在阴虚者，更兼滋补为要耳。又问：风温之病，曷不遵仲景之训为圭臬？今观是论，并未有脉阴阳俱浮、自汗出、身重多眠睡、鼻息必鼾、语言难出等证，岂非悖仲景之旨以为医乎？曰：此仲景论风温误治之变证也，非常证也。曰：常证何？曰：太阳病发热而渴，不恶寒者为温病，此常证也。又问：平伯论风温一十二条，总称暴感时气，肺胃为病。鞠通杂于诸温条中，分治三焦。试问以平伯为然，抑亦以鞠通为然？曰：总宜遵《内经》"冬伤于寒，春必病温"之论，庶乎宜古宜今。见肺胃之证，即为肺胃之病；见三焦之证，即为三焦之病。弗宜印定可也。又问：春温、风温，皆有伏气为病。今时医每逢春令见有寒热咳嗽，并无口渴之证，便言风温，可乎？曰：可。盖春令之风，从东方而来，乃解冻之温风也，谓风温者，未尝不可耳。其初起治法，仍不出辛凉解表之范围也。

## 温　病

尝读介宾之书，谓温病即伤寒，治分六要五忌；又可之书，谓温病即瘟疫，治法又分九传。殊不知伤寒乃感冬时之寒邪，瘟疫乃感天地之厉气，较之伏气温病，大相径庭，岂可同日而语哉！推温病之原，究因冬受寒气，伏而不发，久化为热，必待来年春分之后，天令温暖，阳气弛张，伏气自内而动，一达于外，表里皆热也。其证口渴引饮,不恶寒而恶热,脉形愈按愈盛者是也。此不比春温外有寒邪,风温外有风邪,初起之时,可以辛温辛凉;是病表无寒风,所以忌乎辛散,若误散之,则变证蜂起矣。如初起无汗者,只宜清凉透邪法;有汗者,清热保津法;如脉象洪大而数,壮热谵妄,此热在三焦也,宜以清凉荡热法;倘脉沉实,而有口渴谵语,舌苔干燥,此热在胃腑也,宜用润下救津法。凡温病切忌辛温发汗,汗之则狂言脉躁,不可治也。然大热无汗则死;得汗后而反热,脉躁盛者亦死;又有大热,脉反细小,手足逆冷者亦死;或见痉搐昏乱,脉来促结沉代者皆死。医者不可不知。

刘松峰曰:《云笈七签》中,引作“冬伤于汗”甚妙。盖言冬时过暖,以致汗出,则来年必病温,余屡验之良然。冬日严寒,来春并无温病,以其应寒而寒,得时令之正故耳。且人伤于寒,岂可稽留在身,俟逾年而后发耶?

丰按:“冬伤于汗”。汗字欠妥,松峰反赞其妙。既谓冬伤于汗,试问春夏秋三时所伤为何物耶?又谓冬时过暖,来年病温,此说是有伏气;又谓人伤于寒,岂可稽留,此说又无伏气。片幅之中如此矛盾,诚为智者一失耳。

## 温　毒

温毒者,由于冬令过暖,人感乖戾之气,至春夏之交,更感温热,伏毒自内而出,表里皆热。又有风温、温病、冬温，误用辛温之剂，以火济火，亦能成是病也。其脉浮沉俱盛，其证心烦热渴，咳嗽喉痛，舌绛苔黄，宜用清热解毒法，加甘草、桔梗治之。然有因温毒而发斑、发疹、发颐、喉肿等证，不可不知。盖温热之毒，抵于阳明，发于肌肉而成斑，其色红为胃热者轻也，紫为热甚者重也，黑为热极者危也，鲜红为邪透者吉也。当其欲发未发之际，宜用清凉透斑法治之；如斑发出，神气昏蒙，加犀角、元参治之。《心法》云：疹发营分，营主血，故色红。《棒喝》云：邪郁不解，热入血络而成疹。疹亦红轻紫重黑危也。虽然邪郁未解，热在营分，但其温毒已发皮毛，与斑在肌肉为大异。盖肺主皮毛，胃主肌肉，所以古人谓斑属足阳明胃病，疹属手太阴肺病，疆界攸分，不容混论，鞠通混而未别，虚谷已驳其非，洵无谬也。当其欲发未发之时，速用辛凉解表法，加细生地、绿豆衣治之，甚者加青黛、连翘治之。又有温热之毒，协少阳相火上攻，耳下硬肿而痛，此为发颐之病，颐虽属于阳明，然耳前耳后，皆少阳经脉所过之地，速当消散，缓则成脓为害，宜内服清热解毒法，去洋参、麦冬，加马勃、青黛、荷叶治之；连面皆肿，加白芷、漏芦；肿硬不消，加山甲、皂刺；外用水仙花根，剥去赤皮与根须，入臼捣烂，敷于肿处，干则易之，俟肤生黍米黄疮为度。又有温热之毒，发越于上，盘结于喉，而成肿痹。《内经》云："一阴一阳结，谓之喉痹。"一阴者，手少阴君火也；一阳者，手少阳相火也。二经之脉，并络于喉，今温毒聚于此间，则君相之火并起。盖火动则生痰,痰壅则肿,肿甚则痹,痹甚则不通而死矣。急用玉钥匙以开其喉,继以清热解毒法,去洋参、麦冬,加僵蚕、桔梗、牛蒡、射干治之。温毒之病,变证极多,至于斑、疹、颐、喉,时恒所有,故特表而出之。

## 晚　发

晚发者,亦由冬令受寒,当时未发,发于来年清明之后,夏至以前,较之温病晚发一节,故名晚发病也。其证头痛发热,或恶风恶寒,或有汗无汗,或烦躁,或口渴,脉来洪数者是也。亦当先辨其因寒因风而触发者,始可定辛温辛凉之法治之。但其曩受之伏寒,必较温热之伏气稍轻,峻剂不宜孟浪。如无风寒所触者,仍归温病论治。此宜清凉透邪法,加蝉衣、栀、壳,治之。如有变证,可仿诸温门中及热病之法治之。但是病与秋时之晚发,相去云泥,彼则夏令之伏暑而发于秋,此则冬时之伏气而发于春,慎勿以晚发同名,而误同一治耳。

或问曰:细考风温、春温,发于大寒至惊蛰;温病、温毒,发于春分至立夏,界限虽分,然与《内经》先夏至日为病温,不相符节。何独晚发一病,发于清明之后,夏至以前,偏与《内经》拍合何也? 答曰:大寒至惊蛰,乃厥阴风木司权,风邪触之发为风温;初春尚有余寒,寒邪触之发为春温;春分至立夏,少阴君火司令,阳气正升之时,伏气自内而出,发为温病、温毒;晚发仍是温病,不过较诸温晚发一节也。以上五证,总在乎夏至之先,诚与《内经》先夏至日为病温,皆不枘凿矣。

## 拟 用 诸 法

**辛温解表法**:治春温初起,风寒寒疫,及阴暑秋凉等证。

防风一钱五分 桔梗一钱五分 杏仁一钱五分(去皮尖,研) 广陈皮一钱 淡豆豉三钱

加葱白五寸煎。

是法也,以防风、桔梗,祛其在表之寒邪;杏子、陈皮,开其上中之气分;淡豉、葱白,即葱豉汤,乃《肘后》之良方,用代麻黄,通治寒伤于表。表邪得解,即有伏气,亦冀其随解耳。

**凉解里热法**:治温热内炽,外无风寒,及暑温冬温之证。

鲜芦根五钱 大豆卷三钱 天花粉二钱 生石膏四钱 生甘草六分

新汲水煎服。

温热之邪,初入于胃者,宜此法也。盖胃为阳土,得凉则安。故以芦根为君,其味甘,其性凉,其中空,不但能去胃中之热,抑且能透肌表之邪,诚凉而不滞之妙品,大胜寻常寒药;佐豆卷之甘平,花粉之甘凉,并能清胃除热;更佐石膏,凉而不苦,甘草泻而能和,

景岳名为玉泉饮,以其治阳明胃热有功。凡寒凉之药,每多败胃,惟此法则不然。

**清热解毒法**:治温毒深入阳明,劫伤津液,舌绛齿燥。

西洋参三钱　大麦冬三钱(去心)　细生地三钱　元参一钱五分　金银花二钱　连翘二钱(去心)

加绿豆三钱,煎服。

此法治温热成毒,毒即火邪也。温热既化为火,火未有不伤津液者,故用银、翘、绿豆,以清其火而解其毒;洋参、麦冬,以保其津;元参、细地,以保其液也。

**却热息风法**:治温热不解,劫液动风,手足瘛疭。

大麦冬五钱(去心)　细生地四钱　甘菊花一钱　羚羊角二钱　钩藤钩五钱

先将羚羊角煎一炷香,再入诸药煎。

凡温热之病,动肝风者,惟此法最宜。首用麦冬、细地,清其热以滋津液;菊花、羚角,定其风而宁抽搐;佐钩藤者,取其舒筋之用也。

**祛热宣窍法**:治温热、湿温、冬温之邪,窜入心包,神昏谵语,或不语,舌苔焦黑,或笑或痉。

连翘三钱(去心)　犀角一钱　川贝母三钱(去心)　鲜石菖蒲一钱

加牛黄至宝丹一颗,去蜡壳化冲。

是法治邪入心包之证也。连翘苦寒,苦入心,寒胜热,故泻心经之火邪;《经》曰:火淫于内,治以咸寒,故兼犀角咸寒之品,亦能泻心经之火邪;凡邪入心包者,非特一火,且有痰随火升,蒙其清窍,故用贝母清心化痰,菖蒲入心开窍;更用牛黄至宝之大力,以期救急扶危于俄顷耳。

**辛凉解表法**:治风温初起,风热新感,冬温袭肺咳嗽。

薄荷一钱五分 蝉退一钱(去足翅) 前胡一钱五分 淡豆豉四钱 瓜蒌壳二钱 牛蒡子一钱五分

煎服。如有口渴,再加花粉。

此法取乎辛凉,以治风温初起,无论有无伏气,皆可先施。用薄荷、蝉退,轻透其表;前胡、淡豉,宣解其风;叶香岩云:温邪上受,首先犯肺。故佐蒌壳、牛蒡开其肺气,气分舒畅,则新邪伏气,均透达矣。

**清凉透邪法**:治温病无汗,温疟渴饮,冬温之邪内陷。

鲜芦根五钱 石膏六钱(煨) 连翘三钱(去心) 竹叶一钱五分 淡豆豉三钱 绿豆衣三钱

水煎服。

此治温病无汗之主方。其伏气虽不因风寒所触而发,然亦有有汗无汗之分。无汗者宜透邪,有汗者宜保津,一定之理也。凡清凉之剂,凉而不透者居多,惟此法清凉且透。芦根中空透药也,石膏气轻透药也,连翘之性升浮,竹叶生于枝上,淡豆豉之宣解,绿豆衣之轻清,皆透药也。伏邪得透,汗出微微,温热自然达解耳。

**清热保津法**：治温热有汗,风热化火,热病伤津,温疟舌苔变黑。

连翘三钱(去心)　天花粉二钱　鲜石斛三钱　鲜生地四钱　麦冬四钱(去心)　参叶八分

水煎服。

此治温热有汗之主方。汗多者,因于里热熏蒸,恐其伤津损液,故用连翘、花粉,清其上中之热;鲜斛、鲜地,保其中下之阴;麦冬退热除烦;参叶生津降火。

**清凉荡热法**：治三焦温热,脉洪大而数,热渴谵妄。

连翘四钱(去心)　西洋参二钱　石膏五钱(煨)　生甘草八分　知母二钱(盐水炒)　细生地五钱

加粳米一撮,煎服。

是法也,以仲圣白虎汤为主,治其三焦之温热也。连翘、洋参,清上焦之热以保津;膏、甘、粳米,清中焦之热以养胃;知母、细地,泻下焦之热以养阴。

**润下救津法**：治热在胃府,脉沉实有力,壮热口渴,舌苔黄燥。

熟大黄四钱　元明粉二钱　粉甘草八分　元参三钱　麦冬四钱(去心)　细生地五钱

流水煎服。

阳明实热之证,当用大小承气,急下以存津液,但受温热之病,弱体居多,虽有是证,不能遽用是药,故以仲圣调胃承气为稳,且芒硝改为元明粉,取其性稍缓耳,合用鞠通增液汤方,更在存阴养液之意。

清凉透斑法：治阳明温毒发斑。

石膏五钱（煨用） 生甘草五分 银花三钱 连翘三钱（去心） 鲜芦根四钱 豆卷三钱（井水发）

加新荷钱一枚，煎服，如无，用干荷叶三钱亦可。

凡温热发斑者，治宜清胃解毒为主。膏、甘治之以清胃，银、翘治之以解毒。更以芦根、豆卷，透发阳明之热；荷钱者即初发之小荷叶也，亦取其轻升透发之意。热势一透，则斑自得化矣。

## 备 用 成 方

葳蕤汤 治风温初起，六脉浮盛，表实壮热，汗少者，先以此方发表。

葳蕤 白薇 羌活 葛根 麻黄 川芎 木香 杏仁 石膏 甘草

共十味，水煎，日三服。

丰按：风温之病，因风触发，发热有汗，不可汗之。今谓汗少者，风必兼寒可知，故兼用羌、葛、麻黄，倘汗多者，不宜浪用。如春温之病，因寒触发，热重无汗，体素盛者，此方权可用之，弱者尚嫌太猛耳。

银翘散 治风温温病冬温等证。

金银花 连翘 苦桔梗 薄荷 荆芥穗 淡豆豉 牛蒡子 竹叶 生甘草

鲜芦根汤煎服。

小定风珠方 治温病厥而且呃，脉细而劲者。

生龟版　真阿胶　淡菜　鸡子黄

加童便一杯冲服。

**大定风珠方**　治温热烁阴，或误表妄攻，神倦瘛疭，脉气虚弱，舌绛苔少，时时欲脱者。

大生地　生白芍　真阿胶　麦冬　生龟版　生鳖甲　生牡蛎　鸡子黄　火麻仁　五味子　炙甘草

水煎服。

丰按：以上三方，皆鞠通先生所制。银翘散，方极轻灵，风温冬温初起者，用之每多应手。至于大小定风珠，似乎腻滞，非脉证审确，不可轻用。

**消毒犀角饮**　治风热之毒，喉肿而疼，发斑发疹。

防风　荆芥　牛蒡子　甘草　犀角

水煎服。如热盛，加连翘、薄荷、黄芩、黄连。

**连翘败毒散**　治时毒发颐。

连翘　天花粉　牛蒡子　柴胡　荆芥　防风　升麻　桔梗　羌活　独活　红花　苏木　川芎　归尾　粉甘草

水煎服。如两颐连面皆肿，加白芷、漏芦；坚肿不消，加皂刺、穿山甲；大便燥结，加酒炒大黄。

**犀角地黄汤**　治胃火热盛，阳毒发斑，吐血衄血。

大生地　生白芍　牡丹皮　犀角

水煎服。热甚如狂者，再加黄芩。

**三黄石膏汤**　治伤寒温毒，表里俱盛，或已经汗下，或过经不解，三焦大热，六脉洪盛，及阳毒发斑。

　　黄连　黄芩　黄柏　石膏　栀子　麻黄　淡豆豉

　　加姜、枣、细茶入煎，热服。

　　**凉膈散**　治温热时行，表里实热，及心火亢盛，目赤便闭，胃热发斑。

　　连翘　栀子　黄芩　薄荷　大黄　芒硝　甘草

　　加竹叶，煎服。一方加白蜜一匙。

　　丰按：以上五方，皆治时风温热之毒，而成发斑、发疹、发颐、喉肿等证，在体实者，皆可施之，虚者俱宜酌用。

　　**九味羌活汤**　治感冒四时不正之气，伤寒伤风，温病热病。

　　羌活　防风　细辛　苍术　川芎　白芷　黄芩　生地　甘草

　　加生姜、葱白煎。

　　丰按：张元素制是方者，必欲人增减用之。如伤寒伤风初起者，黄芩、生地断断难施。温病热病初发者，羌、细、苍、防，又难辄用。可见医方不能胶守，此所谓能使人规矩，不能使人巧也。

## 临证治案

### 春温过汗变症

　　城东章某，得春温时病，前医不识，遂谓伤寒，辄用荆、防、羌、独等药，一剂得汗，身热退清，次剂罔灵，复热如火,大渴饮冷,其势如狂。更医治之,谓为火证,竟以三黄解毒为君,不但热势不平,更变神昏瘈疭。急来商治于丰,诊其脉,弦滑有力,视其舌,黄燥无津。丰曰:此春温病也。初起本宜发汗,解其在表之寒,所以热从汗解,惜乎继服原方,过汗遂化为燥,又加苦寒遏其邪热,以致诸变丛生,当从邪入心包、肝风内动治之。急以祛热宣窍法,加羚角、钩藤。服一剂,瘈疭稍定,神识亦清,惟津液未回,唇舌尚燥,守旧法,除去至宝、菖蒲,加入沙参、鲜地,连尝三剂,诸恙咸安。

### 春温甫解几乎误补

三湘刘某之子,忽患春温,热渴不解,计有二十朝来,始延丰诊,脉象洪大鼓指,舌苔灰燥而干,即以凉解里热法治之。次日黎明,复来邀诊,诣其处,见几上先有药方二纸,一补正回阳,一保元敛汗。刘曰:昨宵变证,故延二医酌治,未识那方中肯? 即请示之。丰曰:先诊其脉再议。刘某伴至寝所,见病者复被而卧,神气尚清,汗出淋漓,身凉如水,六脉安静,呼吸调匀。丰曰:公弗惧,非脱汗也,乃解汗也。曰:何以知之?曰:脉静身凉,故知之也。倘今见汗防脱,投以温补,必阻其既解之邪,变证再加,遂难治矣。乔梓仍信丰言,遂请疏方。思邪方解之秋,最难用药,补散温凉,概不可施,姑以蒌皮畅其气分,俾其余邪达表;稆豆衣以皮行皮,使其尽透肌肤;盖汗为心之液,过多必损乎心,再以柏子、茯神养其心也;加沙参以保其津,细地以滋其液，米仁、甘草，调养中州；更以浮小麦养心敛汗。连服二剂，肢体回温，汗亦收住。调治半月，起居如昔矣。

或问曰：先生尝谓凡学时病，必先读仲景之书。曾见《伤寒论》中，漏汗不止，而用附子。今见大汗身凉，而用沙参、细地，能不令人骇然？请详其理。答曰：用附子者，其原必寒，其阳必虚。今用沙、地者，其原乃温，其阴乃伤。一寒一温，当明辨之。又问：春温之病，因寒触动，岂无寒乎？曰：子何迂也！须知温在内，寒在外。今大汗淋漓，即有在外之寒，亦当透解，故不用附子以固其阳，而截其既解温邪之路，用沙、地以滋津液，而保其既伤肺肾之阴。若执固阳之法，必使既散之邪复聚，子知是理乎？

### 风温入肺胃误作阴虚腻补增剧

云岫孙某，平素清癯，吸烟弱质，患咳嗽热渴，计半月矣。前医皆以为阴虚肺损，所服之药，非地、味、阿胶，即沙参、款、麦，愈治愈剧，始来求治于丰。按其脉，搏大有力，重取滑数，舌绛苔黄，热渴咳嗽，此明是风温之邪，盘踞肺胃。前方尽是滋腻，益使气机闭塞，致邪不能达解，当畅其肺，清其胃，用辛凉解表法，加芦根、花粉治之。服二剂，胸次略宽，咳亦畅快，气分似获稍开；复诊其脉稍缓，但沉分依然，舌苔化燥而灰，身热如火，口渴不寐，此温邪之势未衰，津液被其所劫也。姑守旧法，减去薄荷，加入石膏、知母。服至第三剂，则肌肤微微汗润，体热退清，舌上津回，脉转缓怠,继以调补,日渐而安。

### 风温误补致死

里人范某,患风温时病,药石杂投,久延未愈,请丰诊视。视其形容憔悴,舌苔尖白根黄,脉来左弱右强,发热缠绵不已,咳嗽勤甚,痰中偶有鲜红,此乃赋禀素亏,风温时气未罄,久化为火,刑金劫络,理当先治其标,缓治其本,遂以银翘散,去荆芥、桔、豉,加川贝、兜、蝉,此虽治标,实不碍本,倘见血治血,难免不入虚途。病者信补不服,复请原医,仍用滋阴凉血补肺之方,另服人参、燕窝。不知温邪得补,益不能解,日累日深,竟成不起。呜呼! 医不明标本缓急,误人性命,固所不免矣。

### 风温夹湿

南乡梅某,望七之年,素来康健,微热咳嗽,患有数朝,时逢农事方兴,犹是勤耕绿野,加冒春雨,则发热忽炽,咳嗽频频,口渴不甚引饮,身痛便泻。有谓春温时感,有言漏底伤寒,所进之方,佥未应手,延丰诊治。按其脉,濡数之形,舌苔黄而且腻,前恙未除,尤加胸闷溺赤,此系风温夹湿之证,上宜清畅其肺,中宜温化其脾,以辛凉解表法,去蒌壳,加葛根、苍术、神曲、陈皮治之。服二剂,身痛已除,便泻亦止,惟发热咳嗽,口渴喜凉,似乎客湿已解,温热未清,当步原章,除去苍术、神曲,加入绍贝、蒌根、芦根、甘草。迭进三剂,则咳嗽渐疏,身热退净。复诊数次,诸恙若失矣。

## 胃虚温病

海昌张某,于暮春之初,突然壮热而渴,曾延医治,胥未中机。邀丰诊之,脉驶而躁,舌黑而焦,述服柴葛解肌及银翘散,毫无应验。推其脉证,温病显然,刻今热势炎炎,津液被劫,神识模糊,似有逆传之局,急用石膏、知母,以祛其热;麦冬、鲜斛,以保其津;连翘、竹叶,以清其心;甘草、粳米,以调其中。服之虽有微汗,然其体热未衰,神识略清,舌苔稍润,无如又加呃逆,脉转来盛去衰,斯温邪未清,胃气又虚竭矣。照前方增入东洋参、刀豆壳,服下似不龃龉,遍体微微有汗,热势渐轻,呃逆亦疏,脉形稍缓。继以原法,服一煎诸恙遂退,后用金匮麦门冬汤为主,调理匝月而安。

## 胃实温病

山阴沈某,发热经旬,口渴喜冷,脉来洪大之象,舌苔黄燥而焦。丰曰:此温病也。由伏气自内而出,宜用清凉透邪法,去淡豉、竹叶、绿豆衣,加杏仁、蒌壳、花粉、甘草治之。服一剂,未中肯綮,更加谵语神昏,脉转实大有力,此温邪炽盛,胃有燥屎昭然,改用润下救津法,加杏霜、枳壳治之。午前服下,至薄暮腹内微疼,先得矢气数下,交子夜始得更衣,有坚燥黑屎十数枚,继下溏粪,色如败酱,臭不可近,少顷遂熟寐矣。鼾声如昔,肤热渐平,至次日辰牌方醒,醒来腹内觉饥,啜薄粥一碗。复脉转为小软,舌苔已化,津液亦生。丰曰:病痊愈矣,当进清养胃阴之药。服数剂,精神日复耳。

程曦曰：斯二症皆是温病，见证似乎相仿，一得人参之力，一得承气之勋，可见学医宜参脉证。一加呃逆，脉转洪形，便知其为胃气之虚；一加谵语，脉转实大，便知其为胃气之实。论其常证，相去不远，见其变证，虚实攸分，临证之秋，苟不审其孰虚孰实，焉能迎刃而解耶！

### 有孕发斑

建德孙某之妻，怀胎五月，忽发温毒之病，延丰诊之，已发斑矣。前医有用辛温发散，有用补养安胎，不知温毒得辛温愈炽，得补养弥盛，是以毒势益张，壅滞肌肉而发为斑，其色紫者，胃热盛也，脉数身热，苔黄而焦，此宜解毒清斑，不宜专用安补。遂以石膏、芦根，透阳明之热；黄芩、鲜地，清受灼之胎；佐连翘、甘草以解毒，荷叶以升提。服一帖，身热稍清，斑色退淡，惟脉象依然数至，舌苔未见津回，仍守旧章，重入麦冬，少增参叶。继服二帖，诸恙尽退。后用清补之法，母子俱安。

### 温毒发疹

古越胡某之郎，年方舞象，忽患热渴咳闭，甫半月矣。前医罔效，病势日加沉重，遣人延丰诊治。诣其寓所，先看服过三方，皆是沙参、麦冬、桑皮、地骨，清金止咳等药。审其得病之时，始则发热咳嗽，今更加之胸闭矣。诊其脉，两寸俱数，此明系温热之毒，盘踞于上，初失宣气透邪之法，顿使心火内炽，肺金受刑。盖肺主皮毛，恐温毒外聚肤腠而发为疹，遂令解衣阅之,果见淡红隐隐,乘此将发未透之际,恰好轻清透剂以治之,宜以辛凉解表法,去萎壳,加荷叶、绿豆衣、西河柳叶。服下遂鲜红起粒,再服渐淡渐疏,而热亦减,咳亦平。继以清肃肺金之方,未及一旬,遂全瘥耳。

## 喉痹急证

城东陈某之室,偶沾温毒而成喉痹,来邀诊治,见其颈肿牙闭,不能纳食,惟汤水略为可咽,脉象浮中不著,沉分极数。丰曰:此温毒之证,过服寒凉,则温毒被压,益不能化,索前方一阅果然,据愚意理当先用温宣,解其寒凉药气,俟牙松肿减,而后以凉剂收功。满座皆曰:然。遂以谷精、紫菀开其喉痹;薄荷、荆芥宣散风邪;橘红快膈化痰;甘草泻火解毒;桔梗载诸药之性在上,仍能开畅咽喉;细辛治喉痹有功,且足少阴本药,以少阴之脉,循喉咙也。速令煎尝,另用玉钥匙,即马牙硝钱半,蓬砂五分,僵蚕三分,大泥冰片一分,擂细吹喉,令涎多出。自日晡进药,至二更时候,牙关略展,忽作咳嗽连声。次日复邀诊视,告以病情。丰曰:有生机也。脉形稍起,苔色纯黄,此温毒透达之象。改以元参、细地、绍贝、牛蒡、参叶、射干、大洞果、金果榄等药。迭进三剂,颈肿尽消,咽喉畅利,咳嗽亦渐愈矣。

或问曰:观先生数案,皆用法而不用汤。尝见古人治斑疹颐喉,皆不出吴氏举斑汤、钱氏升葛汤、活人玄参升麻汤、东垣普济消毒饮等方,方内皆用升麻。窃思斑疹赖其透发,颐喉借其升提,今先生舍而不用者,是何意也? 答曰:吴淮阴云:升腾飞越太过之病,不当再用升提,说者谓其引经,亦愚甚矣。诚哉非谬也! 丰深有味乎斯言。即遇当升透之病,莫如荷叶、桔梗为稳。升麻升散力速,他病为宜,于斑疹颐喉,究难用耳。

### 伏气晚发

若耶赵某,颇知医理,偶觉头痛发热,时或恶风,自以为感冒风邪,用辛温散剂,热势增重。来迓于丰,脉象洪滑而数,舌根苔黄,时欲烦躁,口不甚渴。丰曰:此晚发证也。不当辛散,宜乎清解之方。病者莞尔而笑,即谓:晚发在乎秋令,春时有此病乎? 见其几上有医书数种,内有叶香岩《医效秘传》,随手翻出使阅,阅之面增愧色,遂请赐方,以辛凉解表法,加芦根、豆卷治之。连服三煎,一如雪污拔刺,诸恙咸瘳。

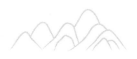

# 卷之二

## 春伤于风大意

《内经》云：春伤于风。谓当春厥阴行令，风木司权之候，伤乎风也。夫风邪之为病，有轻重之分焉，轻则曰冒，重则曰伤，又重则曰中。如寒热有汗，是风伤卫分，名曰伤风病也；鼻塞咳嗽，是风冒于表，名曰冒风病也；突然昏倒，不省人事，是风中于里，名曰中风病也，当分轻重浅深而治之。且风为六气之领袖，能统诸气，如当春尚有余寒，则风中遂夹寒气，有感之者是为风寒；其或天气暴热，则风中遂夹热气，有感之者是为风热；其或春雨连绵，地中潮湿上泛，则风中遂夹湿气，有感之者是为风湿；倘春应温而反寒，非其时而有其气，有患寒热如伤寒者，是为寒疫。此七者皆春令所伤之新邪，感之即病，与不即病之伏气，相去天渊，当细辨之。

## 伤　风

伤风之病，即仲景书中风伤卫之证也，诸家已详，可毋细论耳。然其初起之大概，亦当述之。夫风邪初客于卫，头痛发热，汗出恶风，脉象浮缓者，此宜解肌散表法治之。《经》曰：伤于风者，头先受之，故有头痛之证；风并于卫，营弱卫强，故有发热汗出之证；汗出则腠疏，故有恶风之证；脉浮主表，缓主风，故用解肌散表之法，以祛卫外之风。倘脉浮紧发热汗不出者，不可与也，当须识此，勿令误也。若误用之，必生他变，然则当按仲景法治之。世俗每见鼻塞咳嗽，遂谓伤风，而不知其为冒风也。冒风之病，详在下篇。

## 冒　风

　　冒风者，风邪冒于皮毛，而未传经入里也。汪切庵曰：轻为冒，重为伤，又重则为中。可见冒风之病，较伤风为轻浅耳。近世每以冒风之病，指为伤风，不知伤风之病，即仲景书中风伤卫之证也。今谓冒风，乃因风邪复冒皮毛，皮毛为肺之合，故见恶风、微热、鼻塞、声重、头痛、咳嗽，脉来濡滑而不浮缓，此皆春时冒风之证据，与风伤卫之有别也，宜乎微辛轻解法治之。倘或口渴喜饮，是有伏气内潜，如脉数有汗为风温，脉紧无汗为春温，务宜区别而治，庶几无误。

　　或问曰：曾见灵胎书中有头痛、发热、咳嗽、涕出，俗语所谓伤风，非仲圣《伤寒论》中之伤风也。今先生竟以风伤卫分为伤风，与灵胎相悖，究竟谁是谁非？曰：灵胎所论之伤风，即是书之冒风；是书之伤风，即仲圣书中风伤卫分之伤风。据理而论，当遵圣训为是，俗语为非。曰：观先生所论之冒风，较伤风为轻，灵胎所论之伤风，为至难治之疾，一轻一重，何其相反？曰：丰谓风邪初冒皮毛，其证轻而且浅，不难数服而瘥，故曰轻也；彼谓邪由皮毛而入于肺，经年累月,病机日深,变成痨怯,故曰至难治之疾也。一论初起,一论病成,何相反之有。

# 中 风

中风之病,如矢石之中人,骤然而至也。古人谓类中为多,真中极少,是书专为六气而设,故论真中为亟耳。观夫卒中之病,在春中风为多,在夏中暑为多,在秋中湿为多,在冬中寒为多,是以中风之病,详于春令。盖风之中于人也,忽然昏倒,不省人事,或喝斜舌强,痰响喉间等证。当其昏倒之时,急以通关散取嚏,有则可治,无则多死;口噤者,用开关散擦牙软之;痰涎壅盛,用诸吐法涌之;此乃急则治标之法。再考诸贤论治,惟《金匮》分为四中,最为确当,堪为后学准绳,一曰中经,一曰中络,一曰中腑,一曰中脏。如左右不遂,筋骨不用,邪在经也,当用顺气搜风法治之;口眼喝斜,肌肤不仁,邪在络也,当用活血祛风法治之;昏不识人,便溺阻隔,邪在腑也,当用宣窍导痰法,益以百顺丸治之;神昏不语,唇缓涎流,邪在脏也,亦宜此法,佐以牛黄清心丸治之。如口开则心绝,目合则肝绝,手撒则脾绝,鼾睡则肺绝,遗溺则肾绝;又有摇头上窜,汗出如油,脉大无伦,或小如纤,皆不可治。

或问:古人治中风,每有中腑、中脏、中血脉之分,中腑以小续命汤,中脏以三化汤,中血脉以大秦艽汤。今既曰遵《金匮》之四中,然与原文不符合者何? 曰:此遵《金鉴》订正之文,谅无有误耳。曰:论中又谓真中极少，类中为多，究竟真类，何以别耶？曰：忽然昏倒，真类皆有之证，然类中者，但无口眼㖞斜，不仁不用等证也。曰：真类既分，不知类中有几？曰：类中之病有八也：一因气虚之体，烦劳过度，清气不升，忽然昏冒为虚中也，治宜补气；一因气实之人，暴怒气逆，忽然昏倒为气中也，治宜顺气；一因七情过极，五志之火内发，卒然昏倒无知为火中也，治宜凉膈；一因过饱感受风寒，或因恼怒气郁食阻，忽然昏厥为食中也，治宜宣消；一因登塚入庙，冷屋栖迟，邪气相侵，卒然妄语，头面青黑，昏不知人为恶中也，治宜辟邪；所有暑中论在卷四，湿中论在卷六，寒中论在卷八。此八者，皆称为类中也。

程曦曰：是书以《金匮》之四中为准绳，而不以《内经》偏枯、风痱、风懿、风痹四者为纲领何？思之良久，恍然有会。盖偏枯者，半身不遂也；风痱者，四肢不举也；风懿者，卒然不语也；风痹者，遍身疼痛也。窃谓偏枯、风痱、风懿，皆属中风，而风痹一病，断断不能混入，恐后学者，以痹为中，所以宗后圣而未宗先圣，职是故耳。

江诚曰：诸书以半身不遂，分出左瘫、右痪，不用、不仁。盖谓瘫者坦也，筋脉弛纵，坦然不收；痪者涣也，气血涣散，筋骨不用。又谓右为不用，左为不仁，其实瘫与不仁，即论中之邪中乎络也；痪与不用，即论中之邪中乎经也。今以此四中括之，真所谓要言不烦矣。

# 风　寒

《经》云：风为百病之长也，以其能统诸气耳。夫春令之风，多兼温气；夏令之风，多兼暑气；秋令之风，多兼湿气；冬令之风，多兼寒气。今风寒之病，不论于冬，而论于春令者，盖以风为重也，如冬令之风寒，以寒为重可知，若此别之，在春令辛温不宜过剂，在冬令辛热亦可施之，所以前人用药宜分四时，洵非谬也。是论风寒者，缘于初春尚有余寒，所至之风，风中夹寒，人感之者，即寒热头痛，汗出不多，或咳嗽，或体疲，脉来浮大，或兼弦紧是也，宜以辛温解表法治之。然此病较当春之寒疫稍轻，较冬令之伤寒则更轻矣，治之得法，不难一、二剂而瘳，但当审其兼证为要。如兼痰者，益以苓、夏；兼食者，加入神、楂，随证减增，庶几有效。

# 风　热

春应温而过热，是为非时之气，所感之风，风中必夹热气，故名风热病耳。此不但与风温为两途，抑且与热病为各异。盖风温、热病，皆伏气也；风热之邪，是新感也。其初起寒微热甚，头痛而昏，或汗多，或咳嗽，或目赤，或涕黄，舌起黄苔，脉来浮数是也，当用辛凉解表法为先；倘恶寒头痛得瘥，转为口渴喜饮，苔色黄焦，此风热之邪，已化为火，宜改清热保津法治之；倘或舌燥昏狂，或发斑发疹，当仿热病门中之法治之。或问曰：尝见昔贤所谓春应温而反寒，是为非时之气；今先生谓春应温而过热,亦为非时之气。昔今之论,何其相反?请详悉之。答曰:昔贤之论,固非有谬;丰之鄙论,亦有所本。今谓春应温而过热,即《金匮》所谓至而太过,《礼记》所谓春行夏令也;昔贤谓春应温而反寒,即《金匮》所谓至而不去,《礼记》所谓春行冬令也。

## 风　湿

风湿之病,其证头痛,发热,微汗,恶风,骨节烦疼,体重微肿,小便欠利,脉来浮缓是也。罗谦甫云:春夏之交,人病如伤寒,为风湿证也,宜用五苓散自愈。由是观之,风湿之邪,多伤于太阳者,不待言矣!宜用两解太阳法疏其膀胱之经,复利其膀胱之府也。如风胜者,多用羌、防;湿胜者,多加苓、泽;阴虚之体,脉中兼数,宜加黄柏、车前;阳虚之体,脉内兼迟,宜入戟天、附片。医者总宜分其风胜湿胜,辨其阴虚阳虚,庶无贻误。

喻嘉言曰:风湿之中人也,风则上先受之,湿则下先受之,俱从太阳膀胱而入。风伤其卫,湿留关节,风邪从阳而亲上,湿邪从阴而亲下,风邪无形而居外,湿邪有形而居内,上下内外之间,邪相搏击,故显汗出、恶风、短气、发热、头痛、骨节烦疼、身重微肿等证,此固宜从汗解。第汗法与常法不同,贵徐不贵骤,骤则风去湿存,徐则风湿俱去也。

丰按:论风湿,惟嘉言先生为白眉,明出上下表里,可谓批却导窍矣,更妙论汗之法,贵徐不贵骤,此五字诚为治风湿之金针,学者不可以其近而忽之也。

## 寒　疫

叔和《序例》曰:从春分以后,至秋分节前,天气暴寒者,皆为时行寒疫也。考之《金鉴》,又谓:春应温而反寒,名曰寒疫。据此而论,春有是病,而夏秋无是病也。其实夏令之寒,是为阴暑之病,秋月之寒,是为秋凉燥气,此分明夏秋不病寒疫,当宗《金鉴》之训,寒疫在乎春令也。盖疫者役也,若役使然,大概众人之病相似者,皆可以疫名之。此又与瘟疫之疫,相悬霄壤,须知瘟疫乃天地之厉气,寒疫乃反常之变气也。其初起头痛、身疼,寒热无汗,或作呕逆,人迎之脉浮紧者,宜用辛温解表法治之。观此见证,与冬令伤寒初客太阳无异,因在春令,所以不名伤寒,又因众人之病相同,所以名为寒疫,然其治法,又与伤寒相去不远矣。如有变证,可仿伤寒法治之。

或问曰:先生谓夏令之寒,是为阴暑之病,倘未交小暑、大暑之令,而受立夏、小满、芒种、夏至之寒,可以名寒疫否? 答曰:可也。昔贤谓夏应热而反凉,是为非时之气,若果见证与寒疫相合,不妨用寒疫之方,此所谓超乎规矩之外,仍不离乎规矩之中也。

## 拟 用 诸 法

**解肌散表法**:治风邪伤卫,头痛畏风,发热有汗等证。

嫩桂枝　白芍药　粉甘草　生姜　大枣

水煎服。

此仲景之桂枝汤,治风伤卫之证也。舒驰远曰:桂枝走太阳之表,专驱卫分之风;白芍和阴护营,甘草调中解热,姜辛能散,枣甘能和,又以行脾之津液,而调和营卫者也。

**微辛轻解法:**治冒风之证,头微痛,鼻塞,咳嗽。

紫苏梗一钱五分　薄荷梗一钱　牛蒡子一钱五分　苦桔梗一钱五分　瓜蒌壳二钱　广橘红一钱(去白)

水煎服。

凡新感之风邪,惟冒为轻,只可以微辛轻剂治之。夫风冒于皮毛,皮毛为肺之合,故用紫苏、薄荷以宣其肺,皆用梗而不用叶,取其微辛力薄也。盖风为阳邪,极易化火,辛温之药,不宜过用,所以佐牛蒡之辛凉,桔梗之辛平,以解太阴之表,及蒌壳之轻松,橘红之轻透,以畅肺经之气,气分一舒,则冒自解矣。

**顺气搜风法:**治风邪中经,左右不遂,筋骨不用。

台乌药一钱　陈橘皮一钱五分　天麻一钱　紫苏一钱五分　甘菊花一钱　参条二钱　炙甘草五分　宣木瓜一钱

加桑枝三钱为引,水煎服。

此师古人顺风匀气散之法,以治风邪中经之病也。香岩曰:经属气。所以进乌药、陈皮以顺其气,天麻、苏、菊以搜其风。《经》曰:邪之所凑,其气必虚。

故佐参、草辅其正气；更佐木瓜利其筋骨，桑枝遂其左右之用也。

**活血祛风法**：治风邪中络，口眼㖞斜，肌肤不仁。

全当归三钱（酒炒）　川芎一钱五分　白芍一钱（酒炒）　秦艽一钱五分　冬桑叶三钱　鸡血藤胶一钱

加橘络二钱，煎服。

此治风邪中络之法也。香岩云：络属血。故用鸡藤、川芎以活其血，即古人所谓治风须养血，血行风自灭也。《经》曰：营虚则不仁。故用当归、白芍补益营血，而治不仁也。秦艽为风药中之润品，散药中之补品，且能活血荣筋；桑叶乃箕星之精，箕好风，风气通于肝，最能滋血去风，斯二者，诚为风中于络之要剂。更佐橘络以达其络，络舒血活，则风邪自解，而㖞斜自愈矣。

**宣窍导痰法**：治风邪中脏中腑，及疟发昏倒等证。

远志一钱（去心）　石菖蒲五分　天竺黄二钱　杏仁三钱（去皮尖研）　瓜蒌实三钱（研）　僵蚕三钱（炒）　皂角炭五分

水煎，温服。

风邪中于脏腑者，宜施此法。其中乎经，可以顺气搜风；其中乎络，可以活血祛风；今中脏腑，无风药可以施之，可见中脏之神昏不语，唇缓涎流，中腑之昏不识人，便溺阻隔等证，确宜宣窍导痰。方中天竺、远、菖，宣其窍而解其语；杏仁、蒌实，导其痰且润其肠;僵蚕化中风之痰,皂角通上下之窍,此一法而两用也。尤恐其力之不及,中腑更佐以百顺,中脏更佐以牛黄,按法用之,庶无差忒。

**辛温解表法**:见卷一第 8 页。

**辛凉解表法**:见卷一第 10 页。

**清热保津法**:见卷一第 11 页。

**两解太阳法**:治风湿之证,头痛身重,骨节烦疼,小便欠利。

桂枝一钱五分　羌活一钱五分　防风一钱五分　茯苓三钱　泽泻一钱五分　生米仁四钱　苦桔梗一钱五分

流水煎服。

斯法也,乃两解太阳风湿之邪。风邪无形而居外,所以用桂枝、羌、防,解其太阳之表,俾风从汗而出;湿邪有形而居内,所以用苓、泽、米仁,渗其膀胱之里,俾湿从溺而出;更以桔梗通天气于地道,能宣上复能下行,可使风湿之邪,分表里而解也。嘉言虽谓风湿之病,固宜从汗而解,然风胜于湿者,则湿可随风去,倘湿胜于风者,则宜此法治之。

## 备用成方

**海藏神术散**　治外感风寒,发热无汗。

苍术　防风　甘草

加生姜、葱白,煎服。

**香苏饮**　治四时感冒风寒,头痛发热,或兼内伤,胸闷咳逆。

香附　紫苏　陈皮　甘草

加姜、葱煎。伤食加砂、曲,咳嗽加桑、杏,有痰加苓、夏,头痛加芎、芷,有汗加桂枝,无汗加麻黄。

**参苏饮**　治外感内伤,发热咳嗽,伤风泄泻等证。

人参　紫苏　茯苓　陈皮　半夏　甘草　枳壳　桔梗　前胡　干葛　木香

加姜、枣煎。外感多者,去枣加葱白;肺中有火,去人参,加杏仁、桑皮。

**金沸草汤**　治肺经伤风,头目昏痛,咳嗽多痰。

金沸草(即旋覆花,用绢包煎)　制半夏　茯苓　前胡　荆芥　细辛　甘草

加姜、枣煎。如胸闷加枳壳、桔梗,有热加柴胡、黄芩,头痛加川芎。

**桂枝汤**　治风伤卫,阳浮而阴弱,发热头痛,自汗恶风,鼻鸣干呕等证。

药味见解肌散表法:在本卷第28页。

丰按:神术散、香苏散,皆治风寒之轻证也,重则不可恃耳。参苏饮,乃治气虚之外感,稍壮者减参可也。金沸草汤,治肺经之伤风;桂枝汤,治卫分之伤风。此皆疏散之方,施治有别,弗宜混用。

**通关散**　治中风不省人事。

南星　皂角　细辛　薄荷　生半夏

共为细末。吹入鼻中,有嚏可治,无嚏难治。

**开关散**　治中风口噤。

乌梅肉　上冰片　生南星

为末,擦牙,其噤可开。

此二方乃救暴中之急,预当备之。

**小续命汤**　治中风不省人事,半身不遂,口眼㖞斜,语言蹇涩,及刚柔二痉。

防风　桂枝　麻黄　杏仁　川芎　白芍　人参　甘草　黄芩　防己　附子

加姜、枣,煎服。

**三化汤**　治中风邪气作实,二便不通。

羌活　大黄　厚朴　枳实

水煎,温服。

**大秦艽汤**　治中风手足不能运掉,舌强不能言语,风邪散见,不拘一经者。

秦艽　石膏　当归　白芍　川芎　生地　熟地　白术　茯苓　甘草　黄芩　防风　羌活　独活　白芷　细辛

水煎,温服。

**乌药顺气散**　治中风遍身顽麻,骨节疼痛,步履艰难,语言蹇涩,口眼㖞斜,喉中气急有痰。

乌药　橘红　麻黄　川芎　白芷　僵蚕　枳壳　桔梗　姜炭　炙草

加姜、葱煎。

**顺风匀气散**　治中风半身不遂,口眼㖞斜。

乌药　沉香　青皮　木瓜　白芷　天麻　苏叶　人参　白术　甘草

加生姜,煎服。

**牵正散** 治中风口眼㖞斜,无他证者。

白附子 僵蚕 全蝎

等分为末,每服二钱,酒调下。

丰按:以上诸方,皆治真中之病。若东垣所谓:烦劳过度,清气不升而中者。丹溪所谓:湿热生痰,痰气上冒而中者。河间所谓:七情过极,五志之火内发而中者,此皆为类中之病,慎弗误投。

**黄芪五物汤** 治风痹身无痛,半身不遂,手足无力,不能动履者。久久服之,自见其功。

炙黄芪 炒白芍 嫩桂枝

加姜、枣,煎服。

**防风黄芪汤** 治中风不能言,脉迟而弱者。

防风 黄芪

水煎,温服。

丰按:此二方,皆用黄芪,是治气虚之体,患中风之病也,非肾虚不涵肝木,木动生风,而发眩仆之虚风可比,务宜分别而治,庶不龃龉。

**防风通圣散** 治一切风寒暑湿,饥饱劳役,内外诸邪所伤,及丹、斑、瘾疹等证。

防风 荆芥 麻黄 桔梗 连翘 栀炭 黄芩 薄荷 大黄 芒硝 石膏 滑石 白术 甘草 当归 白芍 川芎

加生姜、葱白煎。

丰按:此方是河间所制,主治甚多,不能尽述,其药味表里气血皆备,医者不能拘守成方,务宜临时权变。本方除大黄、芒硝名双解散。汪䜴菴曰:麻、防、荆、薄、川芎以解表,芩、栀、膏、滑、连翘以解里,复有归、芍以和血,甘、桔、白术以调气,故曰双解。

**柴葛解肌汤** 治太阳阳明少阳合病,头目眼眶痛,鼻干不得眠,寒热无汗,脉象微洪,或兼弦。

柴胡　葛根　羌活　白芷　黄芩　赤芍　桔梗　甘草　石膏

加姜、枣,煎服。

《金鉴》云:此方陶华所制,以代葛根汤。凡四时太阳阳明少阳合病之轻证,均宜此汤加减治之。如无太阳证者,减羌活;无少阳证者,减柴胡;下利减石膏,以避里虚;呕逆加半夏,以降里逆。

**苏羌饮** 治寒疫有效,并治伤风伤寒,可代麻、桂、十神之用。

紫苏　羌活　防风　陈皮　淡豉　生姜　葱白

丰按:是方乃刘松峰所制,治寒疫之功颇捷,倘丰之辛温解表法,未获效者,可继此方,堪为接应之兵也,慎毋忽诸。

## 临证治案

### 冒风轻证不慎口食转重

城西孙某,感冒风邪,丰用微辛轻解法加杏仁、象贝治之。服二剂,复来赶请,谓方药无灵,病忽益剧,息贲胸闭,鼻衄如泉。即往诊之,寸脉皆大,沉按滑数而来。丰曰:此风痰壅闭于肺,化火劫络之证也。方中并无补剂,何得加闭? 又无热药,何得动衄? 询其曰昨所食之物,乃火酒下鸡,夫鸡乃关风之物,酒为助火之物,宜乎增剧,无怪方药。遂用金沸草汤去细辛、荆芥,加葶苈、杏仁降肺气以开其闭,黄芩、栀炭清血热而止其衄,连服三煎,即中病机。若以楂肉、鸡金消其积,葛花、枳椇解其醒,便是刻舟求剑矣。

### 风邪中络

城西马某之母,望八高年,素常轻健,霎时暴蹶,口眼㖞斜,左部偏枯,形神若塑,切其脉端直而长,左三部皆兼涩象。丰曰:此血气本衰,风邪乘虚中络,当遵古人治风须治血,血行风自灭之法。于是遂以活血祛风法,加首乌、阿胶、天麻、红枣治之,连服旬余,稍为中窾。复诊脉象,不甚弦而小涩,左肢略见活动,口眼如常,神气亦清爽矣,惟连宵少寐,睡觉满口焦干,据病势已衰大半,但肝血肾液与心神,皆已累亏,姑守旧方,除去秦艽、桑叶、白芍、天麻,加入枸杞、苁蓉、地黄、龙眼,又服十数剂,精神日复,起居若旧矣。

### 中风急证

南乡余某,年将耳顺,形素丰肥,晨起忽然昏倒,人事无知,口眼㖞斜,牙关紧闭,两手之脉皆浮滑,此为真中风也,诚恐痰随风涌耳。令购苏合香丸,未至痰声遂起,急以开关散先擦其龈,随化苏合香丸,频频灌下,少焉,痰如鼎沸,隔垣可闻,举家惊惶,索方求救，又令以鹅翎向喉内蘸痰，痰忽涌出，约有盈碗，人事略清，似有软倦欲寐之状。屏去房内诸人，待其宁静而睡，鼻有微鼾，肤有微汗，稍有痰声。顷间又一医至，遂谓鼾声为肺绝，汗出为欲脱，不可救也，即拂衣而去。丰思其体颇实，正未大虚，汗出微微，谅不至脱，痰既涌出，谅不至闭，询其向睡，亦有鼾声，姑以宣窍导痰法加东参、姜汁治之，从容灌下。直至二更时分，忽闻太息一声，呼之遂醒，与饮米汤，牙关似觉稍松，诘其所苦，又有垂头欲睡之态，即令弗扰，听其自然，依旧鼾声而寐，汗出周身，至次日黎明甫醒，皮肤汗减，痰声亦平，口眼亦稍端正。复诊其脉，滑而不浮，似乎风从微汗而去，痰尚留滞于络也。继用茯神、柏子养心收汗，橘络、半夏舒络消痰，加穭豆、桑叶以搜余风，远志、菖蒲以宣清窍，更佐参、甘辅正，苏合开痰，本末兼医，庶几妥当，合家深信，一日连尝二剂，至第五朝诸恙皆减，饮食日渐进矣。

## 中风脱证

城中郑某，年届古稀，倏然昏仆，左肢不遂，肌肤不仁，无力而瘫，舌强言蹇。郡中医士，或专用补益，或专以疏风，或开窍消痰，或标本兼理，咸未中病。追邀丰诊，脉小如纤，汗下如雨，喘急遗溺，神识昏蒙。丰曰：脱证见矣，不可挽也。乃郎再四求治，念其孝心纯笃，勉存一法，用高丽人参五钱，附片三钱，姜汁一匙，令浓煎频频服之。又迎他医，亦系参附为君，延至三天，果归大暮。

## 真中死证

北野贺某之妻,陡然昏倒,口目歪斜,神识朦胧,左肢不遂,牙关紧闭,脉大无伦,但其鼾声似睡,分明肺绝之征。谓其婿曰:死证已彰,不可救也。复延他医诊治,终不能起。

程曦曰:观前之郑案,至于汗多喘急,遗溺神昏,脉小如纤,知为脱证;此案神昏牙闭,鼻息如鼾,脉大无伦,知为绝证。脱绝之证已显,死期可必矣。思吾师课徒之心甚苦,书中轻案重案以及死案,一概详之,未始非临证之一助也。

## 风湿两感

海昌濮某之媳,孤帏有数载矣,性情多郁,郁则气滞,偶沾风湿,遂不易解。始则寒热体疼,继则遍身浮肿,述服数方,佥未中肯。丰知其体素亏,剥削之方,似难浪进,姑以两解太阳法去米仁、泽泻二味,白茯用皮,再加陈皮、厚朴、香附、郁金治之。服二剂稍有汗出,寒热已无,浮肿略消,下体仍甚。思前贤有上肿治风,下肿治湿之说,姑照旧法除去羌活,更佐车、椒、巴戟,连尝五剂,始获稍宽,后用调中化湿之方,医治旬余,得全瘳矣。

## 风湿误为风温

须江毛某,贩柴来城,忽然患病,曾延医治乏效,来迓于丰。见其所服之方,皆作风温论治,诊其脉,弦而缓,考其证,寒热身疼,舌苔虽黄,黄而滋腻,口虽作燥,不甚引饮。丰曰:此属风湿时邪,实非风温伏气,就目前厥阴主气而论,风温之病似矣,不审今春淫雨缠绵,地中之湿上泛,随时令之风而袭人,遂成诸证。况无咳嗽口渴,又无滑数之脉,显然非风温也,宜从风湿立法。以平胃、神术、葱豉三方合为一剂,连进数服而安。

### 产后寒疫

豫章邱某之室,分娩三朝,忽患时行寒疫。曾经医治,有守产后成方用生化者,有遵丹溪之法用补虚者,佥未中的,而热势益张。邀丰诊之,脉似切绳转索,舌苔满白,壮热汗无。丰曰:此寒疫也,虽在产后,亦当辛散为治。拟用辛温解表法去桔梗,加芎、芷、干姜、黑荆、穭豆,嘱服二剂,则热遂从汗解,复用养营涤污之法,日渐而瘳。

### 时行寒疫

城中王某之女刚针黹时,偶觉头痛畏寒,身热无汗。延医调治,混称时证,遂用柴葛解肌,未效又更医治,妄谓春温伏气,用葳蕤汤又未中病,始来商治于丰。按其脉,人迎紧盛,舌白而浮,口不干渴。丰曰:春应温而反寒,寒气犯之,是为时行寒疫。前二方,未臻效者,实有碍乎膏、芩,幸同羌、葛用之,尚无大害。据愚意法当专用辛温,弗入苦寒自效。即以松峰苏羌饮加神曲、豆卷治之,令其轻煎温服,谨避风寒,复被安眠,待其汗解。服一煎,果有汗出,热势遂衰,继服一煎,诸疴尽却矣。

# 卷之三

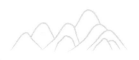

## 春伤于风夏生飧泄大意

《经》谓：春伤于风者，乃即病之新感也，即二卷中伤风冒风之证；今谓春伤于风，夏生飧泄者，此不即病之伏气也。盖风木之气，内通乎肝，肝木乘脾，脾气下陷，日久而成泄泻。《经》又云：邪气留连，乃为洞泄。此亦言伏气为病。可见飧泄洞泄，皆由伏气使然。然有寒泻、火泻、暑泻、湿泻、痰泻、食泻，虽不因乎伏气，又不得不并详之。盖飧泄则完谷不化；洞泄则直倾于下；寒泻则脉迟溺白，腹中绵痛；火泻则脉数溺赤，痛一阵，泻一阵；又有烦渴面垢为暑泻；胸痞不渴为湿泻；或时泻，或时不泻为痰泻；嗳气作酸，泻下腐臭为食泻。泄泻之病，殆于斯矣。《灵枢》又云：春伤于风，夏生后泄肠澼。肠澼者，古之痢名也。痢有风、寒、热、湿、噤口、水谷、休息、五色之分，均宜辨治。风痢者，似肠风下血而有痛坠；寒痢者，下稀水而清腥，腹中痛甚；热痢者，如鱼脑而稠黏，窘迫而痛；湿痢者，色如豆汁，胸闷腹疼；又有下痢不食，或呕不能食，名噤口痢；糟粕脓血杂下者，名水谷痢；时发时止者，名休息痢；五色脓血相混而下，名五色痢。痢证多端，治宜分别。复揣夏生后泄肠澼之训，是独指风痢而言，其余之痢，在夏为少，在秋为多，而吾医者，又弗可胶于句下耳。

## 飧 泄

推飧泄致病之因，乃风邪也，木胜也，寒气也，脾虚也，伏气也。《内经》云：春伤于风，夏生飧泄。又云：久风为飧泄。据此而论，因风邪致病。又云：厥阴之胜，肠鸣飧泄。又云：岁木太过，民病飧泄。据此而论，因木胜致病。又云：胃中寒则腹胀，肠中寒则飧泄。据此而论，因寒气致病。又云：脾病者，虚则腹满，肠鸣飧泄食不化。据此而论，因脾虚致病。又云：虚邪之中人也，留而不去，传舍于肠胃，多寒则肠鸣飧泄食不化，多热则溏出糜。据此而论，因伏气致病。总而言之，良由春伤于风，风气通于肝，肝木之邪，不能条达，郁伏于脾土之中，中土虚寒，则风木更胜，而脾土更不主升，反下陷而为泄也，故《经》又谓：清气在下，则生飧泄。所以当春升发之令而不得发，交夏而成斯证矣。其脉两关不调，或弦而缓，肠鸣腹痛，完谷不消，宜以培中泻木法治之；如尺脉沉迟，按之无力，乃属下焦虚寒，寒则不能消谷而成是病，宜以补火生土法治之；倘脉细小而迟，手足寒者，不易治也，勉以暖培卑监法治之；倘日久谷道不合，或肛门下脱，乃元气下陷也，急以补中收脱法治之；飧泄之病，属虚者多，属实者少，如执治泻不利小便之偏，必致不起，悲夫！

或问曰：诸贤论飧泄，皆谓湿兼风也，又谓湿多成

五泻,又谓治湿不利小便,非其治也。今先生论中一
无湿字,反谓偏利小便,必致不起,能不违悖古人乎?
答曰:是病专论春伤于风之伏气,所以论风而未及湿,
如有湿邪相混,即有湿之见证,辨之明确,始可佐之通
利。盖飧泄下利清谷,乃属脾土虚寒,不能运化而下
陷,倘执通利趋下之方,岂非落井而又下石哉!通篇
皆本《内经》,何违悖之有? 又问曰:先生谓飧泄乃属
脾土虚寒,所以下利清谷,殊未见《医统》又云:胃火,
由火性急速,传化失常,为邪热不杀谷也。《指掌》亦
谓:完谷不化,以火治之。 由是观之,又与先生之论,不
相符节,究竟以前人为火乎? 抑亦以先生为寒乎? 答
曰:丰按《内经》而推,飧泄属虚寒者固矣;《医统》
《指掌》皆谓为火者,其实即诸泻中之火泻也。须知
寒与火,极易明辨,如脉数苔黄,小溲热赤,即是属火
之泻,否则便是虚寒。问者首肯而退。

## 洞　泄

《经》云:春伤于风,夏生飧泄,邪气留连,乃为洞
泄。盖因风木之邪,留连既久,木气克土,则仓廪不藏
而为洞泄,可见是病,亦由伏气所致也。李士材曰:洞
泄一名濡泄,濡泄因于湿胜。 此病非但因伏气内留,
中气失治,亦有湿气相兼致病也。考其脉象,软缓乏
力,或关脉兼弦,身重神疲,肢体懒怠,下利清谷,小便
短赤是也,宜乎培中泻木法加苍术、泽泻治之。《经》
曰:肾脉小甚为洞泄。盖肾为胃关,因肾虚失闭藏之

职，伏邪乘虚而深陷也，宜乎补火生土法加煨葛、荷叶治之。总之脾虚以补中为先，肾虚以固下为亟，风胜佐之疏透，湿胜佐之渗利，临证之顷，神而明之，则旋踵之祸，庶几免焉。

程曦曰：观飧泄洞泄之论，总不离乎木气克土，故治洞泄，皆仿飧泄之法，然其中之虚实，当细别之。盖飧泄因脾虚为多，所以完谷不化；洞泄因湿胜为多，所以体重溺红。属脾虚者，不宜偏利；属湿胜者，不宜偏补。斯二者，皆当审其虚实而分治之。

## 寒　泻

寒泻者，因寒而致泻也，不比飧泄洞泄，皆属春伤于风之伏气。伏气之泻，前二篇已详晰矣，所有寒、火、暑、湿、痰、食等泻，虽不因乎伏气，然又不可不详。盖寒泻致病之原，良由感受乎寒，寒气内袭于脾，脾胃受寒则阳虚，虚则不司运用，清阳之气，不主上升，反下陷而为便泻。故所下澄沏清冷，俨如鸭粪，腹中绵痛，小便清白，脉来缓怠近迟，此宜暖培卑监法去西潞、益智，加木香、楂炭治之。书又云：寒泻即鹜泻，以其泻出如鸭鹜之粪也。又谓：鸭溏者，湿兼寒也。若有湿证所著，宜佐化湿之药，随其证而加减可也。

## 火　泻

火泻，即热泻也。《经》云：暴注下迫，皆属于热。暴注者，卒暴注泻也，下迫者，后重里急也。其证泻出如射，粪出谷道，犹如汤热，肛门焦痛难禁，腹内鸣响而痛，痛一阵，泻一阵，泻复涩滞也，非食泻泻后觉宽之可比，脉必数至，舌必苔黄，溺必赤涩，口必作渴，此皆火泻之证也。张介宾曰：热胜则泻，而小水不利者，以火乘阴分，水道闭塞而然，宜用通利州都法去苍术，加芩、连治之。大概暴注新病者可利，实热闭涩者可利，形气强壮者可利，小腹胀满者可利，今泄泻属火而不寒，属实而不虚，故可用通利之法。如久病阴亏者，气虚属寒者，皆不可利，医者不可以不知也。

## 暑　泻

长夏暑湿之令，有人患泄泻者，每多暑泻也。夫暑热之气，不离乎湿，盖因天之暑热下逼，地之湿热上腾，人在气交之中，其气即从口鼻而入，直扰中州，脾胃失消运之权，清浊不分，上升精华之气，反下降而为便泻矣。考暑泻之证，泻出稠黏，小便热赤，脉来濡数，其或沉滑，面垢有汗，口渴喜凉，通体之热，热似火炎，宜以清凉涤暑法，用却燔蒸，譬如商飚飒然倏动，则炎歊自荡无余矣。如夹湿者，口不甚渴，当佐木通、泽泻。如湿盛于暑者，宜仿湿泻之法可也。

## 湿　泻

《内经》云：湿胜则濡泄。《难经》曰：湿多成五泄。可见泄泻之病，属湿为多。湿侵于脾，脾失健运，不能渗化，致阑门不克泌清别浊，水谷并入大肠而成泄泻矣。湿泻之为病,脉象缓涩而来,泻水而不腹痛,胸前痞闷,口不作渴,小便黄赤,亦或有腹中微痛,大便稀溏之证。考治湿泻之法,惟念莪先生可宗,乃曰渗利使湿从小便而去,如农人治涝,导其下流,虽处卑监,不忧巨浸。《经》曰:治泻不利小便,非其治也。若此论之,必当渗利膀胱,宜用通利州都法,则泻自得止矣。

或问曰:观先生是论,既引《内经》之濡泄,复引《难经》之五泄,何书中不列濡泄之门,又不发五泄之论,如斯简括,讵无挂漏乎? 答曰:濡泄即洞泄,洞泄之病,已论于前。五泄即胃、脾、大肠、小肠、大瘕也。考《五十七难》中,胃泄、脾泄,即今之食泻也,大肠泄、小肠泄、大瘕泄,即今之痢疾也。食泻、痢疾,皆详于后,可弗迭论耳。

## 痰 泻

痰泻者,因痰而致泻也。昔贤云:脾为生痰之源,肺为贮痰之器。夫痰乃湿气而生,湿由脾弱而起。盖脾为太阴湿土,得温则健,一被寒湿所侵,遂困顿矣。脾既困顿,焉能掌运用之权衡,则水谷之精微,悉变为痰,痰气上袭于肺,肺与大肠相为表里,其大肠固者,肺经自病,而为痰嗽;其不固者,则肺病移于大肠,而成痰泻矣。其脉弦滑之象,胸腹迷闷,头晕恶心,神色不瘁,或时泻,或时不泻是也。宜以化痰顺气法治之,俾其气顺痰消,痰消则泻自止矣。

## 食　泻（附：饮泻）

食泻者，即胃泻也。缘于脾为湿困，不能健运，阳明胃府，失其消化，是以食积太仓，遂成便泻。其脉气口紧盛，或右关沉滑，其证咽酸嗳臭，胸脘痞闷，恶闻食气，腹痛甚而不泻，得泻则腹痛遂松，当用楂曲平胃法治之。又有渴能饮水，水下复泻，泻而大渴，名为溢饮滑泻，即《金鉴》中之饮泻，良由水渍于胃而然，宜用增损胃苓法去厚朴、苍术，加白术、甘草治之。近来之医，饮、食混称者多，岂可不为分别哉！

或问：先生之书，专为六气而设，今痰泻、食泻，不关六气，亦杂论其中，究系何意？答曰：痰从湿生，湿非六气之一乎？食泻即胃泻，胃泄居五泄之一，越人谓湿多成五泄，食泻岂无湿乎？前论飧泄洞泄，皆因伏气致病，其寒泻因寒，火泻因火，暑泻因暑，湿泻因湿，然痰泻、食泻，虽因痰食，亦难免乎无湿，而飧、洞、寒、火、暑、湿等泻，偶亦有痰食相兼，兼证如文字之搭题，弗宜顾此失彼，医者不可不明。

## 风　痢

《针经》云：春伤于风，夏生后泄肠澼。注家谓春令伤乎风邪，风木内干，损其胃气，则上升清阳之气，反内陷而为飧泄，久则传太阴而为肠澼，此分明因风而致，故谓之风痢也。夫风痢之证，先作泄而后作痢，脉象每见沉小而弦，腹微痛而有后重，似肠风而下清血，此由春令之伏气，至夏而发，是属木胜土亏之候。如体素寒者，宜用培中泻木法加木香、苍术治之；体素热者，宜本法去吴萸、炮姜，加芩、连、煨葛治之；如胸闷溺赤者，必夹湿也，宜佐赤苓、泽泻治之；吞酸嗳腐者，必夹食也，宜佐山楂、厚朴治之。

或问曰：古云：先泻后痢，为脾传肾。今风痢亦先泻后痢，究竟系脾传肾否？曰：否也。昔贤谓先泻后痢，为土克水之证。此言先泻后痢者，由风木克胃，胃传脾之证，自是两途，当辨治之。又问曰：尝见痢疾发于秋令者多，夏令者少。今言至夏而发，得无谬乎？曰：诸痢多发于秋令，或发于夏秋之交，惟风痢独发于夏，盖由春时之伏气，从内而发。《经》曰：春伤于风、夏生飧泄肠澼，此之谓也。

## 寒　痢

前言风痢，是论春时伏气，至夏而发，其余之痢则不然。今先以寒痢论之，其病虽发于夏秋之交，其实受寒较受暑为多。景岳云：炎热者，天之常令，当热不热，必反为灾。因热贪凉，人之常事，过食生冷，所以致痢，每见人之慎疾者，虽经盛暑，不犯寒凉，终无泻痢之患。可见寒痢之证，实因炎热贪凉，过食生冷，冷则凝滞，中州之阳，不能运化，清气不升，脾气下陷，以致腹痛后重，痢下白色，稀而清腥，脉迟苔白者，当去其寒，兼扶脾土，则痢自止，宜用暖培卑监法佐以楂炭、木香治之。然而寒痢亦有赤色者，不可不别，总之以脉迟苔白为据。倘脉数苔黄者便为热痢,温热之品,又不可施。医者总当以脉舌分其寒热,慎弗忽诸。

王海藏曰:寒毒内伤,复用寒凉,非其治也。况血为寒所凝,浸入大肠间而便下,得温乃行,所以用热药,其血自止。《经》曰:治病必求其本。此之谓也。胃既得温,其血不凝而自行,各守其乡矣。

程曦曰:尝见今之治痢,不分属热属寒,开口便言湿热,动手便用寒凉,盖因未究脉象,未审舌苔之故耳。凡辨病之寒热虚实,表里阴阳,皆当于脉舌中细细求之,庶几无误。

## 热　痢(附:暑痢)

热痢者,起于夏秋之交,热郁湿蒸,人感其气,内干脾胃,脾不健运,胃不消导,热挟湿食,酝酿中州,而成滞下矣。盖热痢之为病,脉滑数而有力,里急后重,烦渴引饮,喜冷畏热,小便热赤,痢下赤色,或如鱼脑,稠黏而秽者是也。治宜清痢荡积法,益以楂肉、槟榔治之,如体弱者,以生军改为制军最妥。时贤谓热痢即暑痢也,丰细考之则非。《准绳》云:暑气成痢者,其人自汗发热,面垢呕逆,渴欲引饮,腹内攻痛,小便不通,痢血频迸者是也。拟以清凉涤暑法去青蒿、瓜翠,加黄连、荷叶治之,临证之间,亦当辨治。

## 湿　痢

刘河间论痢,总不外乎湿热。孔以立非之,乃谓六淫之邪,俱可兼伤,不独在乎湿热也。然古有湿痢之名,决不可废。窃谓河间专言湿热,似乎太偏;以立为不然,似乎太过。据丰论湿痢,有寒热之分焉。盖夫寒湿之为痢也,腹绵痛而后坠,胸痞闷而不渴,不思谷食,小便清白,或微黄,痢下色白,或如豆汁,脉缓近迟之象,宜用温化湿邪法加木香治之。热湿之为痢也,里急后重、忽思饮,饮亦不多,忽思食,食亦乏味,小便热涩,痢下赤色,或淡红焦黄,脉来濡数之形,当用通利州都法去苍术,加木香、黄连治之。又有阴虚患痢,里急欲便,坐久而仍不得便者,谓之虚坐努责,不可偏言乎湿,而投渗利,利之益伤其阴,如当归、白芍、生地、丹皮、阿胶、泽泻及石莲等品,随证加减可也。

程曦曰:以立论痢,谓六淫之邪,俱可兼伤,由是观之,岂非一岁俱有痢疾耶? 须知风痢虽伤于风,但发于夏,寒痢因热贪凉而受寒,亦发于夏,非冬令之寒而致痢也。热痢发于相火之令,湿痢发于湿土之令。其实痢疾虽有风、寒、热、湿之殊,然总发于夏秋之令,而春冬罕见是病,以立谓六淫俱伤,岂不贸贸哉!

## 噤口痢

噤口者,下痢不食,或呕不能食也。痢而能食,知胃未病,今不食者,缘于脾家湿热,壅塞胃口而然。又有误服利药,犯其胃气者;止涩太早,留邪于中者;脾胃虚寒,湿邪干犯者;气机闭塞,热邪阻隔者;秽积在下,恶气熏蒸者;肝木所胜,乘其脾胃者。又有宿食不消者,水饮停蓄者,皆能使人噤口也。拟用调中开噤法,随证加减,缓缓服之,冀其有效。然噤口之因,非审其脉不能明晰,如右部浮濡沉细,或缓怠无力,胃虚也;洪大急滑,火热也;浑浑浮大或浮弦,浊气上壅也;沉而滑,或右涩滞,宿食停积也;迟细者,胃寒也;弦急者,木胜也。细别其脉而治之,更为确当。倘或绝不思食,下痢无度,不可治也。惟有独参汤合陈廪米浓煎频服,幸冀万一耳。

孔以立曰:予尝治噤口痢,以藕汁煮熟稍和砂糖频服,兼进多年陈米稀糜,调其胃气必效,即石莲子之意也。古治噤口痢多有用黄连者,苦而且降,不能升提,非胃虚所宜。大抵初痢噤口,为热淤在胃口,故宜苦燥。若久痢口噤不食,此胃气告匮,非比初痢噤口,尚有浊气可破,积滞可驱,惟大剂参、术,佐以茯苓、甘草、藿香、木香、煨葛之属,大补胃气,兼行津液乃可耳。但得胃气一复,饮食稍进,便宜独参汤,略加陈皮,或制香附,缓缓调补,兼行气滞,方为合剂。如茯苓之淡渗,木香之耗气,干葛之行津,皆当屏除也。

江诚曰:斯论超出乎众,谓初痢之噤口,宜以苦燥;久则胃虚,必以大剂参术为君,苦燥之黄连,又在禁用,此洵为治噤口不易之良法也。

## 水谷痢

水谷痢者,糟粕脓血杂下,腹中微痛,登圊频频,饮食少餐,四肢困倦,脉来细缓无力,或关部兼弦,此因脾胃虚寒,虚则不能健运,寒则不能消化也,当用暖培卑监法治之。亦有因风木克土,土虚不运者,宜本法内加白芍、防风;有因劳役过度,脾阳困顿者,加黄耆、荷叶;有因下焦无火,不能熟腐者,加故纸、吴萸;有因痢后中虚,饮食停积者,加陈皮、楂肉。然痢疾总不离乎脾胃为病,或木胜,或火衰,当按法加减治之,自然应手耳。

## 休息痢

下痢屡发屡止,久而不愈,面色痿黄,脉形濡滑者,为休息痢也。多因止涩太早,积热未尽,或不能节饮食,戒嗜好,所以时作时止也,亦有过服寒凉而致者,肝脾内伤而致者,元气下陷而致者,肾虚不固而致者,皆当审其因而分治之。拟用调中畅气法,俾其气机得畅,则积热自清,中州得调,则脾胃自复。倘或腹中隐痛,宜加吴萸、姜炭,以化中焦之寒;赤痢缠绵,当佐秦皮、白芍,以清肝脾之血;肛门重坠,更加升麻、桔梗,以升下陷之元;虚滑不禁,再入骨脂、龙骨,以固下焦之脱。凡一切之药,不应手者,当细辨其脉象,若脉沉实,虽日远仍当攻下,切宜辨确,勿可误也。

## 五色痢

《金鉴》云:五色痢者,五色脓血相杂而下也,若有脏腑尸臭之气则凶。因于用止涩太早,或因滞热下之未尽,蕴于肠胃,伤脏气也。用一切补养之药不应,则可知初病非涩之太早,即下之未尽也。诊其脉若有力,虽日久仍当攻也。

《医通》曰:患五色痢者,良由脏腑之气化并伤,是以五色兼见。然古人皆言肾病,以肾藏精之室,所居之位,最下最深,深者既病,其浅而上者,安有不病之理,精室既伤,安能任蛰藏之令乎? 仲景以五液注下,脐筑痛,命将难全也。夫以精室受伤,五液不守之患,须知益火消阴,实脾堤水,兼分理其气,使失于气化之积,随之而下,未失气化之精,统之而安,诚不出乎此法。

丰按:二论诚痢门之要旨。前言止涩太早,滞热未尽;后言脏腑之气化并伤,归于肾病。合而论之,斯疾有虚有实,分别治之,庶乎稳妥。如初起者为实,日久者为虚,里急后重者为实,频频虚坐者为虚,脉实有力者为实,脉虚无力者为虚。虚则宜补,以补火生土法治之;实则宜泻,以清痢荡积法治之。

## 拟 用 诸 法

**培中泻木法:**治伏气飧泄、洞泄及风痢。

白术二钱(土炒)　白芍一钱(土炒)　陈广皮一钱　软防风一钱　白茯苓三钱　粉甘草五分　炮姜炭八分　吴萸八分(泡)

加新荷叶一钱,煎服。

术、芍、陈、防四味，即刘草窗先生治痛泻之要方，用之为君，以其泻木而益土也。佐苓、甘培中有力，姜炭暖土多功，更佐吴萸疏其木而止其痛，荷叶升其清而助其脾。

**补火生土法：**治飧泄洞泄，命门无火，久泻虚痢。

淡附片八分　　肉桂六分（细锉分冲）　　菟丝子一钱　　破故纸一钱　　吴茱萸八分（泡）　　益智仁一钱　　苏芡实二钱

加莲子肉十粒入煎。

下焦无火，不能熏蒸腐化，致泻完谷，故以桂、附辛甘大热，补命门之火以生脾土；菟丝、故纸，温补其下；吴萸、益智，暖其下复暖其中；中下得其温暖，则火土自得相生，而完谷自能消化；更佐芡实、莲子，补其脾且固其肾；盖火土生，脾肾固，而飧泄洞泄无不向愈矣。

**暖培卑监法：**治脾土虚寒泄泻，及冷痢水谷痢。

西潞党三钱（米炒）　　白茯苓三钱　　於潜术二钱（土炒）　　粉甘草五分（水炙）　　炮姜炭八分　　茅苍术六分（土炒）　　益智仁一钱　　葛根五分（煨）

加粳米一撮，煎服。

《经》云：土不及曰卑监。法中以四君合理中，暖培其脾土也。脾喜燥，故佐以苍术，喜温佐以益智，喜升佐以葛根，喜甘佐以粳米。

**补中收脱法：**治泄痢不已，气虚下陷，谷道不合，肛门下脱。

东洋参三钱　黄耆二钱（米炒）　於潜术一钱（土炒）　粉甘草五分（炙）　罂粟壳一钱（炙）　白芍药一钱（土炒）　诃黎勒一钱五分

加石榴皮一钱同煎。

此治泻痢日久，气虚脱肛之法也。以参、耆、术、草之甘温，补中州以提其陷；罂、芍、诃黎之酸涩，止泻利且敛其肛；用榴皮为引者，亦取其酸以收脱，涩以住利也。

**通利州都法：**治火泻、湿泻、湿热痢疾。

白茯苓三钱　泽泻一钱五分　苍术八分（土炒）　车前子二钱　通草一钱　滑石三钱（飞）　苦桔梗一钱

河水煎服。

斯仿舒驰远先生加减五苓之意。州都者，膀胱之官名也。首用茯苓甘淡平和，而通州都为君；泽泻咸寒下达，而走膀胱为臣；佐苍术之苦温，以化其湿；车前、通、滑之甘淡，以渗其湿；使桔梗之开提，能通天气于地道也。

**清凉涤暑法：**治暑温暑热，暑泻秋暑。

滑石三钱（水飞）　生甘草八分　青蒿一钱五分　白扁豆一钱　连翘三钱（去心）　白茯苓三钱　通草一钱

加西瓜翠衣一片入煎。

滑石、甘草，即河间之天水散，以涤其暑热也。恐其力之不及，故加蒿、扁、瓜衣以清暑；又恐其干犯乎心，更佐连翘以清心。夫小暑之节，在乎相火之后，大暑之令，在乎湿土之先，故先贤所谓暑不离湿也，兼用通、苓，意在渗湿耳。

**化痰顺气法**：治痰气闭塞，痰疟、痰泻。

白茯苓四钱　制半夏二钱　陈皮一钱五分　粉甘草八分　广木香五分（煨）　厚朴一钱（姜制）

加生姜三片，水煎服。

法中苓、夏、陈、甘，即局方二陈汤，化痰之妥方也。加木香、厚朴，以行其气，气得流行，则顺而不滞，故古人谓化痰须顺气，气行痰自消，且木香、厚朴，均能治泻，以此法治其痰泻，不亦宜乎！

**楂曲平胃法**：治因食作泻，兼治食疟。

楂肉三钱（炒）　神曲三钱（炒）　苍术一钱（土炒）厚朴一钱（姜制）　陈广皮一钱　甘草八分

加胜胵二枚为引。

法内苍、陈、朴、草，系《局方》之平胃散，为消导之要剂。佐山楂健脾磨积，神曲消食住泻，胜胵乃鸡之脾也，不但能消水谷，而且能治泻利。食泻投之，必然中鹄。

**增损胃苓法**：见卷四第77页。

**清痫荡积法**：治热痢夹食，脉滑数，烦渴溺赤。

广木香六分（煨）　黄连六分（吴萸炒）　生军三钱（酒浸）　枳壳一钱五分（麸炒）　黄芩一钱（酒炒）　白芍一钱五分（酒炒）　粉甘草五分　葛根（五分）煨

加鲜荷叶三钱，煎服。

此法首用香、连治痢为主，加军、枳以荡其积，芩、芍以清其血，甘草解毒，荷、葛升提，施于实热之痢，每多奏效耳。

**温化湿邪法：**治寒湿酿痢，胸痞溺白。

藿香一钱五分　蔻壳一钱二分　神曲三钱（炒）　厚朴一钱（姜制）　陈皮一钱五分　苍术八分（土炒）

加生姜三片为引。

凡湿在表宜宣散，在里宜渗利，今在气分，宜温药以化之。藿香、蔻壳，宣上下之邪滞；神曲、厚朴，化脾胃之积湿；陈皮理其气分，苍术化其湿邪，更佐生姜温暖其中，中焦通畅无滞，滞下愈矣。

**调中开噤法：**治下痢不食，或呕不能食，即噤口痢证。

西潞党三钱（米炒）　黄连五分（姜汁炒）　制半夏一钱五分　广藿香一钱　石莲肉三钱

加陈廪米一撮，煎服。

痢成噤口，脾胃俱惫矣。故用潞党补其中州，黄连清其余痢，半夏和中止呕，藿香醒胃苏脾，石莲肉开其噤，陈廪米养其胃，倘绝不欲食者，除去黄连可也。

**调中畅气法：**治中虚气滞，休息痢疾，并治脾亏泄泻。

潞党参三钱（米炒）　於术二钱（土炒）　黄耆二钱（酒炒）　炙甘草四分　陈广皮一钱　腹皮一钱五分（酒洗）　广木香三分（煨）

加鲜荷叶三钱为引。

参、耆、术、草，调补中州；陈、腹、木香，宣畅气分；加荷叶助脾胃而升阳也。

# 备用成方

草窗痛泻方　治腹痛便泻不止。

白术　白芍　陈皮　防风

水煎服。久泻加升麻。

胃苓汤(一名对金饮子)　治中暑伤湿，腹痛泄泻。

猪苓　茯苓　白术　泽泻　肉桂　厚朴　苍术　陈皮　甘草

水煎服。如夹食者可加楂肉。

四神丸　治脾肾两虚久泻。

肉果霜　破故纸　五味子　吴萸

用生姜煮枣，取枣肉捣丸。

胃关煎　治脾肾虚寒作泻，甚至久泻，腹痛不止，冷痢等证。

大熟地　怀山药　淡干姜　吴萸　白扁豆　白术　炙甘草

水煎，食远服。

丰按：草窗痛泻方，主治木乘土位之泻；胃苓汤，主治湿气侵脾之泻；四神丸、胃关煎，主治脾肾虚寒之泻。如两关不调者，或弦有力者，是为土被木乘之象；濡缓而怠者，是为脾受湿侵之象；细小无力者，或两尺沉迟者，是为脾肾虚寒之象，总须辨脉审证而分治之。

姜茶饮　治寒热疟及赤白痢。

生姜　细茶叶

每味约三钱,浓煎服之。

丰按:此方乃东坡居士所制,虽平淡无奇,然用意颇妙。生姜味辛而温,能解表也;茶叶甘苦微寒,能清里也。二味合用,喜无寒热之偏,功在和解,故能治疟耳。谚云:无痰不作疟,无食不成痢。考姜、茶之功,并能消痰消食,所以治疟犹兼治痢也。

**香连丸** 治下痢赤白,脓血相杂,里急后重。

木香 黄连

醋糊丸,米饮下。

**芍药汤** 治下痢脓血稠黏,腹痛后重。

芍药 归尾 黄芩 黄连 木香 槟榔 大黄 甘草 肉桂

水煎服。如痢不减,大黄可以加重。

丰按:此二方,可治初起之痢,而无外感最宜。若有寒热外感之见证者,便推人参败毒散为第一,历尝试之,屡治屡验,嘉言先生取名逆流挽舟之法,洵不谬也。

**苍术地榆汤** 治脾经受湿,痢疾下血。

苍术(泔浸炒) 地榆(炒黑)

照常煎服。

**人参樗皮散** 治脏毒挟热下血,久痢脓血不止。

人参 樗根白皮(东引者,去粗皮,醋炙)

等分为末,米饮或酒调下。

丰按:地榆樗皮,皆涩剂也,观其主治之证,并无里急后重之字样,其治久痢久虚者可知,但有一、二实证所彰,涩药便难孟浪。思古人立法,至精至妥,奈今人不察,随手用之,未有不杀人者也。

**补中益气汤** 治烦劳内伤,阳虚自汗,气虚不能摄血,久痢久疟。

人参　黄耆　白术　炙草　归身　陈皮　柴胡　升麻

加姜、枣,煎服。

**真人养脏汤** 治泻痢日久,虚寒脱肛。

人参　白术　当归　白芍　罂粟壳(蜜炙)　诃子(面裹煨)　肉豆蔻(面裹煨)　木香　炙甘草　肉桂

煎服。脏寒甚加附子,一方无当归。

**肉苁蓉汤** 治噤口痢,日久不愈,下焦累虚。

肉苁蓉(泡淡)　附子　人参　姜炭　当归　白芍(肉桂汤浸炒)

水煎,缓缓服,胃稍开再服。

丰按:此三方,惟东垣补中益气独超,每遇脾气虚陷而作痢者,用之屡效。谦甫真人养脏,治气血两伤之久痢。鞠通肉苁蓉汤,治肝肾两虚之久痢,用之偶亦并效。但余气未清,正气未虚,皆不宜轻试。

## 临证治案

### 飧泄误为食泻

城南程某,平素略知医理,于立夏后一日,腹痛而泻,完谷不化,自疑日昨因饼所伤,又执治泻利小便之说,辄用五苓加消食之品,未效,来邀丰诊。诊得两关,一强一弱,气口之脉不紧。乃曰:非伤食也,是飧泄也,此因伏气致病,即《内经》所谓春伤于风,夏生飧泄之候。消食利湿,益使中虚,理当扶土泻木。即用理中汤加黄芩、白芍、煨葛、防风,连服三煎遂愈。

### 飧泄之病热补得瘥

羊城雷某,患泻无度,肌肉忽脱,脉象两关并弦。丰曰:未泻之先,腹必鸣痛,痛必便泻,泻必完谷。曰:然也。不知病在何经? 曰:此肝风传脾,脾受其制,不能变化,《内经》名为飧泄,后贤称为胃风。见丰论证确切,即请撰方,乃用刘草窗痛泻要方,加吴萸、益智、煨葛、木香、荷叶为引。服一剂,未臻大效,再加参、耆、姜、附,方服一剂,遂得小效,继服忽全瘥矣。

### 洞泄之疴虚实兼治得效

若耶倪某,患泻不瘥,来延丰治。阅前方,乃批:暴注下迫,皆属于热,用芩、连、芦、葛等药,未获中机。脉之,神门小弱,余皆弦缓,舌色少荣,苔白而薄,直倾无度,腹痛溺黄。就二便而论,似属火泻;就脉舌而论,大为不然。思《内经》谓肾脉小甚为洞泄,明是先天素弱,伏气深陷之征;余部弦缓,腹痛频频,木乘土位之候;溺黄者,夹湿也。此证虚中兼实,当补先后二天,兼以平肝渗湿。病者素谙医理,闻言叹服。遂用於术、党参、菟丝、故纸、防风、白芍、泽泻、云苓、煨葛、木香,荷叶为引,一日一剂,连服五朝,痛泻并愈。

### 便泻刚逢经转

云岫叶某之女,于长夏之令,忽发热便泻。前医用五苓散,略见中机,月事行来,加之归、芍,讵知其泻复甚,益加腹痛难禁,脉象右胜于左。此暑湿之邪,在乎气分,气机闭塞,不但邪不透化,抑且经被其阻。即以温化湿邪法加木香、香附、苏梗、延胡,连进三煎,经行泻止,身热亦退矣。

程曦曰:湿在气分,本当畅气以透湿,经事当期,最宜顺气以行经,理气之方,一举两得矣。

### 伤食作泻

檇李张某,年逾五旬,素来痰体,一日赴宴而归,腹痛而泻。邀丰诊之,右关独见弦紧,嗳气频作。乃曰:此属糵饪之邪,团结于中,脾气当升,不升而泻作,胃气宜降,失降而嗳频,当遵薛立斋治刘进士用六君加木香之法,更佐山楂、枳椇子。服二剂,腹痛已止,但泻未住。复诊,更加苍术、厚朴,再服二剂,方得全瘥。

### 小产之后偶沾风痢

豫章邓某之室,小产后计有一旬,偶沾风痢之疾,前医未曾细辨,以腹痛为瘀滞,以赤痢为肠红,乃用生化汤,加槐米、地榆、艾叶、黄芩等药,服下未效。来迎丰诊,脉之,两关俱弦,诘之,胎未堕之先,先有便泻,泻愈便血,腹内时疼,肛门作坠。丰曰:此风痢也,良由伏气而发。亦用生化汤除去桃仁,加芥炭、防风、木香、焦芍,败酱草为引,服二帖赤痢已瘳,依然转泻。

思以立有云：痢是闭塞之象，泻是疏通之象。今痢转为泄泻，是闭塞转为疏通，系愈机也。照旧方除去防风、败酱，益以大腹、陈皮，继服二帖，诸恙屏去矣。

### 风痢病一误再误

城东孔某之子，放学归来，腹中作痛，下利清血，其父母疑为伤损，遂服草药，应效全无，始迎丰诊。脉象缓怠而小，右关独见弦强。丰曰：非伤损也，是属春伤于风，夏生肠澼之候也。肠澼虽古痢之名，然与秋痢治法有别，痢门成方，弗宜胶守。即用培中泻木法去炮姜，加黄连治之，服下未有进退。更医调治，便云血痢，所用皆是止涩之药，血虽减少，而腹痛尤增，甚则四肢厥冷。仍来商治于丰，诊其脉，往来迟滞，右关依旧弦强，此中土虚寒，被木所凌之象，总宜温补其脾，清平其肝，用暖培卑监法加黄连、川楝，服之腹痛顿止，手足渐温，惟下红未愈。照前法除去炮姜、智、楝，加芥炭、木香、枯芩、艾叶，令尝五剂，喜中病机，复用补中益气，方获全安。

### 赤痢亦有属寒温补得愈

古黔黄某之母，望六之年，忽患痢疾，曾延医治未应，始来邀丰。阅前医之方，系洁古芍药汤加减。询其痢状，腹痛即坠，坠则欲便，下痢皆赤。按其脉，右部缓怠而迟，左部细小而涩，舌无荣，苔白薄。丰曰：此脾土虚寒，寒湿窃据，阴络之血，得寒而凝，凝则气机不行，清气不升而陷，所以有腹痛后坠赤痢等症。即进补中益气加炮姜、附片，令服二帖，遂中病矣。后用皆参、耆、术、附为君,约半月而愈。

程曦曰:此案用姜、附、参、耆,以收全效,益信王海藏谓血为寒气所凝,用热药其血自止之训。今之医者,一见赤痢,非投凉血之方,即需清湿之药,尝见轻浅之病,误治转重者,众矣。

### 疟痢两作

云岫钱某,忽因冒雨,当夜遂发寒热,头身并疼。吾衢土俗,怕有龌龊所染,即以揪刮当先,第三朝始延医治。医见寒热交作,遂以小柴胡汤加消食之品,不但未效,更增面浮痛痢,合家惊骇,来迓丰医。脉形浮缓兼弦,舌苔白泽,此风湿由表入里,疟痢两兼之候也。当用嘉言先生逆流挽舟之法,加木香、荷叶治之。服二剂,寒热顿除,痛痢并减矣。

### 痢下纯血死证

城中郑某,赴杭乡试,未入闱时,忽患痢疾,即归桑梓,遂延医疗,未获应手,始来商治于丰。脉之两尺俱虚,余皆濡数,形体尫羸,舌光如镜,眠食俱废,痢下纯血,泄出不禁。丰曰:此阴分被湿所伤,斯时利湿,益伤其阴,补阴恐碍乎湿。正踌躇间,其父出前医之方,阅之,乃补中兼涩。思其吃大瘾之烟,贪非分之色,其真阴未始不耗损者,前医补涩并用,似不冰炭。丰亦从本调治,勉以干地、阿胶,养其真阴;丹皮、白芍,清其血分;禹粮、赤石,止痢固脱;银花、甘草,养血解毒;生苡、茯苓,扶其脾而渗其湿;东参、荷叶,挽其正而升其清。方已写竣,谓其父曰:书谓下纯血者死,速当早访高明。后延他医治之,未及一旬而殁。

## 实热痢疾止涩太早用下得瘳

安徽苏某之侄,由远方来,途中感受暑热,即病烦热口渴,渴欲引饮。医谓阳暑,用白虎汤为君,服之热退,腹内转疼。更医治之,遂驳用凉之谬,谓凉则凝滞,将来必变为痢也。用平胃散加姜、附、吴萸,腹痛未除,果变为痢。其叔深信如神,复邀诊视,讵知乃医固执不化,询得病者不思谷食,遂称为噤口痢也。守原方益以石莲、诃子,服后痢虽减少,然腹痛益剧,叫号不已,一家惊惶无策,着人来迓于丰。其叔令阅前方,并述病状,按其脉,数大而强,舌苔黄燥,腹痛拒按,口渴喜凉。丰曰:令侄气血方刚之体,患此暑热夹食之病,而成燥实之候,非攻下猛剂,不能望瘳。用生军、枳实、花粉、元明、黄连、荷叶,请服一煎,当夜遂下赤白夹杂,稠黏而臭,又得硬屎数枚,腹痛方定,神气疲倦,就枕即熟寐矣。次日用调中和剂,服十余帖而安。

## 高年噤口痢疾

城北李某,望八高年,素来矍铄,秋间忽患痢疾,即延医疗,药石无功。邀丰诊之,脉形小缓而怠,痢下赤白,呕逆频来,日内全不思食。丰曰:此脾胃虚弱,不能化湿消导,壅滞胃口,而成噤口痢也。即用六君佐以楂肉、藿香、石莲、仓米,黄土浆煎。服一剂呕逆已宁,仍不思食,登圊无度,痢不甚多,脉象相符,较昨乏力,明是脾气虚陷之象,倘见病治病,不顾其本,虚脱必难保也。改用补中益气去当归、柴胡,加煨葛、石莲、谷芽、仓米,令服一帖,中机再服。幸喜病药相投,觉思饮食,但发浮肿,举家惊惶,来邀复诊。脉转迟细而涩,舌淡苔白。丰曰:斯是脾虚发肿,非五皮淡渗等药所可用也,宜以附子理中汤加酒炒黄耆、生米仁二味。迭进五剂,浮肿渐消,痢疾亦减,仍率旧章,略为增损,调治匝月而愈。

### 痢久脾肾两虚

城东郑某之母,患痢两月来,大势已衰,但频频虚坐,有时糟粕脓血相杂而下,合郡诸医,延之殆尽,仍邀丰诊。脉小而涩,两尺模糊。丰曰:凡治病有先后缓急,初起之时,邪势方盛,故用宣散消导之方,今牵延六十余朝,而脾肾并累亏损者,理当进暖补二天之法,弗谓丰前后之方,相去霄壤。乃用四君、四神加银花炭、炒陈米治之。服三剂,痢已减矣,惟两足加之浮肿,此必因湿从下注,再循旧法,加生薏苡、巴戟天,连尝五剂,逐渐而痊。

### 休息痢误认肠风

豫章罗某,痢后下红,淹绵数月。比余诊之,脉来弦小而涩,肛门虚坠,神倦懒餐,此余湿未罄,肝脾内伤,而成休息痢也。前医不辨,乃作肠风治之,投以槐角、地榆、焉望入彀。丰以银花、白芍,育血养肝;潞党、黄耆,补脾益气;薏苡渗其余湿,秦皮清其余痢,谷芽苏胃,荷叶升清。连进四五煎,赤痢渐少矣。后循旧法出入,约十余剂而瘳。

或问曰:曾见《准绳》论肠风,腹中有痛,所下清血纯血,与是痢相似,最易鱼目混珠,不识何以别之?答曰:极易别也,休息痢,因痢而起也;肠风病,因外风内客,随感随见也。

### 阴虚之体患五色痢

鄂渚佘某之甥,患痢两月余矣,憔悴不堪,夜不成寐,渴饮不食,脉数苔无,取观所下之痢,五色杂见。丰曰:此五色痢也,乃凶症耳。佘某颇谙医药,即告之曰:甥体素系阴亏,今痢久缠,真阴益加虚损,先生谓五色痢,究系温热未尽耶?抑亦真阴有损耶?丰曰:石顽有云:痢下五色,脓血稠黏,滑泄无度,多属阴虚。今此证分明久痢伤肾,下焦不摄,即先哲所谓阴虚痢是也。斯时即有湿证所彰,亦不能投之渗利。当用银花、生地、白芍、黄芩,四者均炒为炭,阿胶炒珠,山药炒黄,与陈皮、石莲,合为一剂,连尝三四服,遂中肯矣。登圊略减数遭,惟口渴寐少,脉转小数,欠力欠神,此气血津液,皆亏损也。照前方除去枯芩,加入东参、炙草、夜交藤,服数剂更为合拍。后用六味合四君为主,调治月余,始得痊可。

或问曰:先生谓五色痢,即阴虚痢也。尝见古书之中,不惟有阴虚痢之名,且有虚滑、食积、气滞、瘀血、蛲虫、虫疰等痢之名,今概而不论,毋乃太简乎?答曰:实虑其繁,故就其简,今既问及,故略言之:盖虚滑痢,虚而滑脱,法当补涩。食积痢,因食所积,法当消导。气滞痢,因气所滞,法当调气。瘀血痢,因血所瘀,法当行血。蛲虫痢,因胃弱肠虚,细虫从谷道而出,法当杀虫。虫疰痢,因服金石汤丸,逼损真阴,痢下黑色,形如猪肝,为难治也。以上等病,聊述其概。其实风、寒、热、湿、噤口、水谷、休息、五色等痢为多,学者得能细玩,余痢无难治耳。又问曰:秋痢之证,致死者多,何谓无难? 答曰:不犯死证者生也,犯者死也。曰:死证何? 曰:下纯血者,如尘腐色者,如屋漏水者,厥逆冷汗者,呃逆不止者,身热不除者,噤口不食,药不能开者,骤然能食为除中者,皆死证也。又有如赤豆汁者,唇若涂朱者,大孔如竹筒注者,皆不可治也。又有如鱼脑者,如猪肝色者,身热脉大者,皆半生半死也。用药得法,间有生者,不可弃而不治也。

# 卷之四

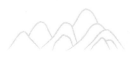

## 夏伤于暑大意

　　夏伤于暑者,谓季夏,小暑、大暑之令,伤于暑也。其时天暑地热,人在其中,感之皆称暑病。夫暑邪袭人,有伤暑、冒暑、中暑之分,且有暑风、暑温、暑咳、暑瘵之异。伤暑者,静而得之为伤阴暑,动而得之为伤阳暑。冒暑者,较伤暑为轻,不过邪冒肌表而已。中暑者,即中暍也。忽然卒倒,如中风状。暑风者,须臾昏倒,手足遂抽。暑温者,较阳暑略为轻可。暑咳者,暑热袭肺而咳逆。暑瘵者,暑热劫络而吐血。又有霍乱之证,因暑气夹风、寒、湿、食扰乱于中。痧气之证,因南方体弱,偶犯沙秽之气。秽浊之证,因暑气夹秽而袭人,即俗称为龌龊也。此皆季夏由暑气所伤之证也。更有春末夏初之疰夏,孟夏之热病,仲夏之霉湿,亦当论治。盖疰夏者,因时令之火为病。热病者,因冬时之伏气为病。霉湿者,入霉之后,梅雨淫淋,感其雨湿之气为病。斯三者,附论于兹,则夏令之病,皆全备矣。

## 伤　暑

　　长夏伤暑,有阴阳之别焉。夫阴暑之为病,因于天气炎蒸,纳凉于深堂大厦,大扇风车得之者,是静而得之之阴证也。其脉浮弦有力，或浮紧，头痛恶寒，身形拘急，肢节疼痛而心烦，肌肤大热而无汗。此为阴寒所逼，使周身阳气不得伸越，宜用辛温解表法减去防风，益以香薷、藿香治之。呕逆加茯苓、半夏，便泻加厚朴、木香。又有阳暑之病，缘于行旅长途，务农田野，烈日下逼得之者，是动而得之之阳证也。其脉浮洪有力，或洪数，面垢喘咳，壮热心烦，口渴欲饮，蒸蒸自汗。此为炎热所蒸，使周身中外皆热，宜以清凉涤暑法去扁豆、通草，加石膏、洋参治之。呕逆加竹茹、黄连，便泻加葛根、荷叶。更宜审其体实、体虚而药之，自无不当耳。

张介宾曰：阴暑证，或在于表，或在于里，惟富贵安逸之人多有之，总由恣情任性，不慎风寒所致也。阳暑证，惟辛苦劳役之人多有之，由乎触冒暑热，有势所不容已也。然暑热逼人者，畏而可避，可避则犯之者少；阴寒袭人者，快而莫知，莫知则犯之者多，故凡有病暑者，阳暑多不见，而阴暑居其八、九。今之人治暑者，但见发热头痛等证，则必曰此中暑也，而所用无非寒凉，其不达也亦甚矣。

江诚曰：介宾先生谓阴暑多于阳暑，最为确切。今人治暑不别阴阳，一见发烧，遂投凉药，若此贸贸，则害人匪浅矣。

# 冒　暑

冒暑者，偶然感冒暑邪，较伤暑之证，稍为轻浅耳。夫暑热之邪，初冒于肌表者，即有头晕、寒热、汗出、咳嗽等证，宜以清凉涤暑法加杏仁、蒌壳治之。其证虽较伤暑为轻，然失治入里，此又不可以不知也。如入于肉分者，则周身烦躁，头胀体烧，或身如针刺，或有赤肿等证，宜以祛暑解毒法治之。如入于肠胃者，则有腹痛水泻，小便短赤，口渴欲饮，呕逆等证，宜以增损胃苓法佐黄连治之。然冒暑之证，虽谓为轻，亦必须防微杜渐耳。

## 中　暑（即中暍。附：暑厥）

洁古曰：静而得之为中暑。东垣曰：避暑乘凉得之者，名曰中暑。其实二说皆是阴暑之证，而无中字情形，似不可以中暑名之。考中暑即系中暍，中暍之证，可以不必另分。盖中暑忽然而发，如矢石之中人也，不似伤暑初则寒热无汗，或壮热蒸汗之可比。是病忽然闷倒，昏不知人，躯热汗微，气喘不语，牙关微紧，亦或口开，状若中风，但无口眼㖞斜之别，其脉洪濡，或滑而数。缘其人不辞劳苦，赤日中行，酷暑之气，鼓动其痰，痰阻心包所致，宜清暑开痰法治之。如果手足厥冷，名曰暑厥，宜苏合香丸化开灌之，或以来复丹研末白汤灌之，或以蒜水灌之，或剥蒜肉入鼻中，皆取其通窍也。俟其人事稍苏，继进却暑调元法为治。

## 暑　风

暑风之病，良由暑热极盛，金被火刑，木无所畏，则风从内而生，此与外感风邪之治法，相悬霄壤，若误汗之，变证百出矣。夫木既化乎风，而脾土未尝不受其所制者，是以卒然昏倒，四肢搐搦，内扰神舍，志识不清，脉多弦劲或洪大，或滑数。总当去时令之火，火去则金自清，而木自平，兼开郁闷之痰，痰开则神自安，而气自宁也，拟用清离定巽法佐以郁金、川贝治之。倘有角弓反张，牙关紧闭者，宜加犀角、羚羊；痰塞喉间有声者，宜加胆星、天竺；服药之后，依然昏愦者，宜加远志、菖蒲。然而证候至此，亦难治矣。

## 暑　温

考暑温之证，较阳暑略为轻可。吴淮阴曰：温者热之渐，热乃温之极也。其名暑温，比暑热为轻者，不待言矣。在医者务宜留心慎药，弗使温盛成热耳。夫暑温之初病也，右脉胜于左部，或洪或数，舌苔微白，或黄而润，身热有汗，或口渴，或咳嗽，此邪在上焦气分，当用清凉涤暑法加杏仁、蒌壳治之。倘汗少而有微寒，或有头痛者，宜透肌肤之冒，于本法内去扁豆、瓜翠，加藿香、香薷治之。如口不渴者，乃兼湿也，加米仁、半夏治之。如舌苔黄燥，渴欲喜饮，宜清胃家之热，用凉解里热法治之。如舌苔光绛，伤于阴也，宜用清热保津法加西洋参、北沙参、元参治之。总当细究其因，或夹冒，或夹湿，或胃热，或阴伤，按证而分治之，未有不向愈者。

## 暑　咳

暑咳之为病,独在暑月也。良由暑热下逼,先伤乎上,夫五脏之位,惟肺最高,为诸脏之华盖,暑热袭之,肺经先病者,固无论矣。且暑中有火,肺体属金,火未有不克金者也。其脉濡滑而数,两寸有力而强,咳逆乏痰,即有亦少,或身热口渴,或胸闷胁疼,此皆暑热入肺之脉证也,宜用清宣金脏法加滑石、甘草治之。如痰多者,不因暑而因湿,不名咳而名嗽,不在肺而在脾,不用清而用温。果因痰而致嗽者,宜用加味二陈法治之。倘不细辨,以暑为湿,误用温药,扰动其络,络中血沸,而成吐血之疴,然则宜用却暑调元法去东参、半夏,加杏仁、花粉、旱莲、生地治之。大概总宜清暑保金,庶不至蔓延虚损耳。

## 暑　瘵

暑瘵者,骤然吐血衄血,头目不清,烦热口渴,咳嗽气喘,脉象浮取则洪,中取则空,沉取复有。此因盛夏之月,相火用事,火烁肺金,复燃阳络,络血上溢所致。昧者以为痨瘵,殊不知火载血上,非真阴亏损而为虚痨者比也。当清暑热以保肺,清络热以止血。如初起体实者,宜以清宣金脏法加枯芩、黑栀治之。体弱者,宜以却暑调元法去石膏、半夏、粳米,加鲜地、鲜斛、鲜藕节治之。如未止,再加丹皮、旱莲草可也。虽非痨瘵之病,但失血后有潮热咳嗽之证,小数之脉,其阴分不亏亦亏,又当以甘咸养阴法治之。倘蹉跎失治,伤及真阴,遂难疗矣。

## 霍　乱

霍乱之证,在夏秋为多,得之于风、寒、暑、热,饮食生冷之邪,杂揉交病于中,正不能堪,一任邪之挥霍撩乱,故令三焦混淆,清浊相干,乱于肠胃也。其证呕吐泻利,腹中大痛,脉多微涩,或沉而伏,或大而虚。其风甚者,则头痛寒热。寒甚者,则转筋厥冷。暑甚者,则大渴引饮。邪在上焦则吐多,下焦则泻多,中焦则吐泻俱甚。总宜治乱保安法加减主之,风甚加苏叶、橘红,寒甚加草蔻、木瓜,暑甚加芦根、竹茹,吐多加黄连、干姜,泻多加葛根、荷叶。倘吐泻不已,损伤中焦之气,以致阴阳间隔,手足厥冷,脉微欲绝,不多饮水者,无分风、寒、暑、热,急以挽正回阳法救之。若欲吐不吐,欲泻不泻,名曰干霍乱也,又名绞肠痧也,急用古方炒盐调童便,服之探吐则愈。若舌卷筋缩,卵阴入腹为难治。大率霍乱之脉,洪大而滑者生,微涩渐迟者死。

## 痧　气

南方之人,体气不实,偶触粪土沙秽之气,即腹痛闷乱,名之曰痧,即沙字之讹也。盖痧在皮肤气分者,宜刮之,在肌肉血分者,宜刺之,此轻而浅者言也。若深重者胀塞肠胃,壅阻经络,直犯乎心,斯须莫救,刮刺无功,非药剂不能救也。须知痧无定脉,凡脉与证不应者,即为痧脉也。其见证不可不分:如风痧者,头疼自汗,腹痛肢麻。暑痧者,头晕汗多,吐泻腹痛。阴痧者,腹痛肢冷,即凉痧也。阳痧者,腹痛肢暖,即热痧也。又有肤隐红点,一如瘄疹,此痧在肌表,为红痧也。满身胀痛,且有黑斑,此痧毒在乎脏腑,为乌痧也。欲吐不吐,欲泻不泻,心腹大痛,为绞肠痧也。痧之为病,不尽六气所触,或因饥饱劳役,或因秽浊所犯,皆可成痧,总宜芳香化浊法治之。法内有半夏、藿香,慎勿信俗医为痧病中之禁药也。风痧加荆芥、防风,暑痧加滑石、木瓜,阴痧加豆蔻、砂仁,阳痧加连翘、栀子,红痧加牛蒡、薄荷,乌痧加槟榔、枳壳,闷痧加细辛、桔梗,绞肠痧加檀香、乌药,倘其势急不及进汤药者,先以痧疫回春丹治之。

## 秽 浊

秽浊者,即俗称为龌龊也。是证多发于夏秋之间,良由天暑下逼,地湿上腾,暑湿交蒸,更兼秽浊之气,交混于内,人受之,由口鼻而入,直犯膜原。初起头痛而胀,胸脘痞闷,肤热有汗,频欲恶心,右脉滞钝者是也。然有暑湿之分,不可以不察也。如偏于暑者,舌苔黄色,口渴心烦,为暑秽也。偏于湿者,苔白而腻,口不作渴,为湿秽也。均宜芳香化浊法治之,暑秽加滑石、甘草,湿秽加神曲、茅、苍。吾衢见秽浊之证,便禁药饵,惟以揪刮当先,殊不知禁滋腻呆滞之药，如地、归、沙参等味是也，芳香气分之品，又何害乎？倘执禁药之说，每见其轻证转重，重证转危，误人性命，不可胜数，悲哉悲哉！

## 疰 夏

疰夏者，每逢春夏之交，日长暴暖，忽然眩晕、头疼、身倦、脚软，体热食少，频欲呵欠，心烦自汗是也。盖缘三月属辰土，四月属巳火，五月属午火，火土交旺之候，金水未有不衰，夫金衰不能制木，木动则生内风，故有眩晕头疼。金为土之子，子虚则盗母气，脾神困顿，故有身倦足软，体热食少。又水衰者，不能上济乎心，故有频欲呵欠，心烦自汗等证。此皆时令之火为患，非春夏温热之为病也。蔓延失治，必成痨怯之根，宜以金水相生法治之。如眩晕甚者，加菊花、桑叶；头痛甚者，加佩兰、荷钱；疲倦身热，加潞党、川斛；心烦多汗，加浮麦、莲子。加减得法，奏效更捷耳。

## 热 病

《金鉴》云：《经》曰：冬伤于寒，春必病温，至夏为热病。热病者，乃冬伤正令之微寒，未即病也。倪氏谓：交立夏以来，久伏之气，随时令之热而触发，故初病即发热汗出，口渴心烦，不恶寒而反恶热，脉来洪大之象，是为热病也。《医通》曰：邪非外来，故但热而不恶寒，热自内发。故口燥渴而多引饮，其邪既郁为热，不得复言为寒。合而观之，热病因伏气者了然，然较晚发更发于晚,比诸温更伏于深。初起之时,宜用清凉透邪法。热势不衰,继用清凉荡热法。倘有恶寒相兼,脉象举取浮紧,是有夏时暴寒所加,寒在外而热在里,先用辛温解表法,以透其外,外邪得透,再用清凉之剂,以荡其里热也。设无浮紧之脉,又无恶寒之证,误用辛温之方,耗伤津液者,宜用清热保津法加西洋参、石膏治之。倘或兼之恶风,微微汗出,脉象举取浮缓,此表有风邪所加,风在外而热在里,当用辛凉解表法,先解其外也。至于舌苔化燥,谵语昏狂,急用清凉荡热法加紫雪丹治之。发斑者,加黄连、栀子;发疹者,加荷叶、牛蒡。须知热病最易伤阴,当刻刻保阴为要,辛温劫液之剂,勿浪用也。

## 霉　湿

霉湿之为病,在乎五月也。芒种之后,逢丙入霉,霉与梅通,其时梅熟黄落,乍雨乍晴,天之日下逼,地之湿上蒸,万物感其气则霉,人感其气则病。以其气从口鼻而入,即犯上中二焦,以致胸痞腹闷,身热有汗,时欲恶心,右脉极钝之象,舌苔白滑。以上皆霉湿之浊气,壅遏上中气分之证,非香燥之剂,不能破也。拟以芳香化浊法,俾其气机开畅,则上中之邪,不散而自解也。倘或连朝风雨,人冒之者,即患身痛腰疼,恶寒发热,此邪由太阳之表,而入于少阴之里,即《内经》所谓雨气通于肾也,宜乎表里两解,拟以二活同祛法。倘兼腹痛泄泻,再加煨葛、木香治之。

　　或问曰：湿土之令，始于大暑，终于白露。今论霉湿在乎芒种之后，夏至节中，斯时相火司令，不论火而论湿，得非矛盾乎？答曰：湿土之令，在于夏末秋前，盖按《内经》六气之主政也。然而土寄于四季之末，四时皆有湿病，总当因时制宜，不必拘于常例。即如春日阳和，夏日炎热，秋日燥烈，冬日温暖，何湿之有？惟其春雨潇潇，夏雨淋淋，秋雨霏霏，冬雨纷纷，人感之者，皆为湿病。今专论霉湿在乎五月，以其乍雨乍晴，湿中有热，热中有湿，与诸湿之病颇异，故列霉湿为一门。

## 拟 用 诸 法

　　**辛温解表法**：见卷一第 8 页。

　　**清凉涤暑法**：见卷三第 54 页。

　　**祛暑解毒法**：治暑毒烦热赤肿，身如针刺。

　　茯苓三钱　制半夏一钱五分　滑石三钱（水飞）　粉甘草五分　参叶六分　黄连八分　银花三钱　连翘三钱（去心）

　　加绿豆衣三钱，煎服。

　　凡暑热成毒者，此法最宜。苓、夏偕甘，即海藏消暑方也。滑石偕甘，即河间清暑方也。更佐参叶以却暑，黄连以清心，银翘、绿豆以解毒也。

　　**增损胃苓法**：治暑湿内袭，腹痛水泻，小便热赤。

　　苍术一钱（米泔炒）　厚朴一钱（姜汁炒）　广陈皮

一钱五分　猪苓一钱五分　白茯苓三钱　泽泻一钱五分　滑石三钱（水飞）　藿香一钱五分

水煎，温服。

苍、朴、陈皮以化湿，即平胃散损甘草也。二苓、泽泻以利湿，即五苓散损桂、术也。增滑石清暑渗湿，增藿香止泻和中。凡因暑湿而致泻者，是法最为拍合耳。

**清暑开痰法**：治中暑神昏不语，身热汗微，气喘等证。

黄连一钱二分　香薷一钱　扁豆衣三钱　厚朴一钱（姜汁炒）　杏仁二钱（去皮尖研）　陈皮一钱五分　制夏一钱五分　益元散三钱（入煎）

加荷叶梗七寸为引。汗多除去香薷。

连、薷、扁、朴，清热祛暑；杏仁、陈、夏，顺气开痰；益元散，清暑宁心；荷叶梗，透邪宣窍。

**却暑调元法**：治暑热盛极，元气受伤。

石膏四钱（煨）　滑石三钱（飞）　白茯苓三钱　制半夏一钱　东洋人参二钱（或用西洋人参）　麦门冬二钱（去心）　粉甘草六分

加粳米一撮为引。

石膏、滑石，却暑泻火为君；茯苓、半夏，消暑调中为臣；暑热刑金，故以人参、麦冬保肺为佐；暑热伤气，故以甘草、粳米调元为使。

**清离定巽法**：治昏倒抽搐，热极生风之证。

连翘三钱（去心）　竹叶一钱五分　细生地四钱　元

参三钱　甘菊花一钱　冬桑叶三钱　钩藤钩四钱　宣木瓜一钱

井华水煎服。

此法治热极生风之证，故用连翘、竹叶，以清其热；热甚必伤阴，故用细地、元参，以保其阴；菊花、桑叶，平其木而定肝风；钩藤、木瓜，舒其筋而宁抽搐。大易以离为火，以巽为风，今曰清离定巽，即清火定风之谓也。

**凉解里热法**：见卷一第 8 页。

**清热保津法**：见卷一第 11 页。

**清宣金脏法**：治热烁肺金，咳逆胸闷，身体发热。

牛蒡子一钱五分　川贝母二钱（去心）　马兜铃一钱　杏仁二钱（去皮尖，研）　陈瓜蒌壳三钱　桔梗一钱五分　冬桑叶三钱

加枇杷叶三钱，去毛蜜炙为引。

夏日炎暑，火旺克金，宜乎清热宣气，保其金脏。法中蒡、贝、兜铃，清其肺热；杏、蒌、桔梗，宣其肺气。夫人身之气，肝从左升，肺从右降，今肺被暑热所烁，而无降气之能，反上逆而为咳矣。故佐桑叶以平其肝，弗令左升太过；杷叶以降其肺，俾其右降自然。升降如常，则咳逆自安谧矣。

**加味二陈法**：见卷七第 145 页

**甘咸养阴法**：治热伤血络，损及阴分，潮热咳嗽。

大干地四钱　龟版三钱（炙）　阿胶二钱（另炖冲）　旱莲草三钱　女贞子二钱　牡丹皮一钱五分

加淡菜三钱,井水煎服。

法中干地甘寒,龟版咸寒,皆养阴之要药。阿胶甘平,淡菜咸温,并治血之佳珍。旱莲甘寒,汁黑属肾,女贞甘凉,隆冬不凋,金能补益肾阴。佐以丹皮之苦,清血中之伏火,火得平静,则潮热咳血均愈矣。

**治乱保安法:**治夏秋之间,霍乱吐泻,腹中绞痛。

广藿香一钱五分　台乌药一钱　广木香五分　制半夏一钱　白茯苓三钱　茅苍术八分(米泔浸炒)　阳春砂仁八分(研冲)

加伏龙肝三钱,水煎服。

邪扰中州,挥霍撩乱,宜此法也。首用藿香、乌、木,行气分以治其乱。夏、苓、苍术,祛暑湿以保其中,更佐砂仁和其脾,伏龙安其胃,此犹兵法剿抚兼施之意也。

**挽正回阳法:**治中寒腹痛,吐泻肢冷,或昏不知人,脉微欲绝。

东洋参三钱(米炒)　白茯苓三钱　於潜术一钱(土炒)　粉甘草五分(炙)　安桂八分(细锉分冲)　淡附片八分　炮姜炭六分　吴茱萸八分(泡淡)

头服略煎,次服浓煎。

是法即陶节庵回阳救急汤,除陈、夏、五味也。盖以参、苓、术、草挽其正,炮姜、桂、附回其阳,更佐吴茱萸,破中下之阴寒,阴寒一破,有若拨开云雾,而见天与日也。

**芳香化浊法:**治五月霉湿,并治秽浊之气。

藿香叶一钱　佩兰叶一钱　陈广皮一钱五分　制半夏一钱五分　大腹皮一钱（酒洗）　厚朴八分（姜汁炒）

加鲜荷叶三钱为引。

此法因秽浊霉湿而立也。君藿、兰之芳香，以化其浊；臣陈、夏之温燥，以化其湿；佐腹皮宽其胸腹，厚朴畅其脾胃，上中气机，一得宽畅，则湿浊不克凝留；使荷叶之升清，清升则浊自降。

**金水相生法**：治痄夏眩晕神倦，呵欠烦汗，及久咳肺肾并亏。

东洋参三钱　麦冬三钱（去心）　五味子三分　知母一钱五分　元参一钱五分　炙甘草五分

水煎，温服。

法内人参补肺，麦冬清肺，五味敛肺，此千金生脉饮也。主治热伤元气，气短倦怠，口渴汗多等证。今以此方治痄夏，真为合拍。加色白之知母，以清其肺，复清其肾；色黑之元参，以滋其肾，兼滋其肺；更以甘草协和诸药，俾金能生水，水能润金之妙耳。

**二活同祛法**：治表里受湿，寒热身疼，腰痛等证。

羌活一钱五分　防风一钱五分　独活一钱五分　细辛五分　茅苍术一钱五分　甘草五分

加生姜三片，煎服。

两感表里之湿证，此法堪施。其中羌活、防风，散太阳之表湿；独活、细辛，搜少阴之里湿；苍术燥湿气，生姜消水气；盖恐诸药辛温苦燥，故佐甘草以缓之。

# 备用成方

**藿香正气散** 治外感风寒,内伤饮食,及伤冷,伤湿,疟疾,中暑,霍乱,吐泻,凡感岚障不正之气,并宜增减用之。

藿香 紫苏 白芷 桔梗 大腹皮 厚朴 陈皮 半夏曲 白术 茯苓 甘草

加姜、枣,煎服。

**六和汤** 治夏月饮食不调,内伤生冷,外伤暑气,寒热交作,霍乱吐泻,及伏暑烦闷等证。

藿香 砂仁 杏仁 厚朴 扁豆 木瓜 人参 白术 茯苓 半夏 甘草

加姜、枣,煎服。

**缩脾饮** 清暑气,除烦渴,止吐泻霍乱,及暑月酒食所伤。

扁豆 葛根 乌梅 草果 砂仁 粉甘草

丰按:正气散之白术,六和汤之人参,缩脾饮之乌梅,凡病初起者,如参、术之滞,乌梅之收,不克遽用,务宜临证时增减可也。

**香薷饮** 治感冒暑气,皮肤蒸热,头痛肢倦,或烦渴,或吐泻。

香薷 制厚朴 扁豆

本方加黄连名四味香薷饮,治同。

**新加香薷饮** 治暑温汗不出者。

香薷　厚朴　鲜扁豆花　银花　连翘

水煎,稍凉服。

丰按:香薷辛温香散,宜于阴暑而不宜于阳暑也。盖阴暑无汗,用香薷以发之;阳暑多汗,用之能无害乎?李时珍曰:香薷乃夏月解表之药,犹冬月之用麻黄。由是论之,其发表之功可见矣。今人不别阴阳,一概用之则误甚。

**桂苓甘露饮**　治中暑受湿,引饮过多,头痛烦渴,湿热便秘。

石膏　寒水石　滑石　甘草　白术　茯苓　猪苓　泽泻　肉桂

丰按:河间制是方,以膏、寒、滑、草清其暑热,佐以五苓利其湿热。如舌苔白者,或黄泽者,皆可用之;稍干燥者,是暑热将化为火,肉桂又当禁用。

**竹叶石膏汤**　治伤暑发渴,脉虚。

竹叶　石膏　人参　甘草　麦冬　制夏

加粳米、生姜,水煎,温服。

**人参白虎汤**　治太阳中暍,身热汗出,恶寒足冷,脉微口渴。

人参　石膏　知母　甘草

加粳米为引。先煮石膏数十沸,再投药米,米熟汤成,温服。

丰按:斯二方,皆长沙所作,人皆知长沙之书,专治伤寒,谁知其亦治暑乎!故丰尝谓,欲治六气之时邪,总当先读伤寒书而后可。

六一散　治伤寒中暑,表里俱热,烦热口渴,小便不通,泻痢暑疟,霍乱吐泻。

滑石六两(水飞)　甘草一两

为末,灯心汤调下。

此方是河间所作也,一名天水散。少加辰砂以清心,名益元散;少加薄荷以清肺,名鸡苏散;少加青黛以清肝,名碧玉散。治同。

三石汤　治暑温蔓延三焦,舌滑微黄,邪在气分者。

生石膏　寒水石　飞滑石　通草　杏仁　竹茹　银花　金汁

水煎,温服。

清营汤　治暑温逼近心包,舌赤烦渴,不寐谵语。舌苔白滑,不可与也。

元参　丹参　生地　麦冬　黄连　竹叶　连翘　银花　犀角

水煎,温服。

丰按:鞠通先生云:温者热之渐,热者温之极也,暑温较暑热为轻者,不述可知。此二方乃大寒之剂,治暑温似乎过峻,试问治暑热之病,将何寒药所用耶?窃谓治暑热,二方最可,治暑温,不若丰之清凉涤暑法为稳。

来复丹　治上盛下虚,里寒外热,及伏暑泄泻,中暍冒暑。

玄精石　硝石　硫黄　五灵脂　青皮　陈皮

米饮糊丸如桐子大,每服三十丸,开水送下。

丰按:此丹可备中暑之急。

**介宾玉女煎** 治水亏火盛,六脉浮洪滑大,烦热干渴,失血等证。

生石膏 知母 麦冬 熟地 牛膝

水煎服。如火盛极者,加栀子、地骨皮之属。

丰按:此方,以生地易熟地最妥。

**生脉散** 治热伤元气,气短倦怠,口渴多汗,肺虚而咳。

人参 麦冬 五味子

水煎服。

**清暑益气汤** 治长夏湿热炎蒸,四肢困倦,精神减少,胸满气促,身热心烦,口渴恶食,自汗身重,肢体疼痛,小便赤涩,大便溏黄,而脉虚者。

人参 黄耆 白术 炙草 麦冬 五味子 苍术 神曲 青皮 陈皮 黄柏 泽泻 升麻 葛根 当归

加姜、枣,煎服。

丰按:千金生脉散,治热伤元气,热中无湿,所以用麦冬以清热,人参以补气,五味以敛气,无湿之证,故用甘凉滋脏无害也。东垣清暑益气汤,治暑伤元气,暑中有湿,所以用柏、苍、陈、泽等药于益气之中,有湿之证,故佐苦燥通利无害也。古人用药,少而不漏,多而不乱,学者当细玩之。

**浆水散** 治中暑泄泻,多汗脉弱。

炮姜　附子　炙甘草　肉桂　高良姜　醋炒半夏

浆水煎,去滓冷服。

《医通》曰:浆水者,乃秋米和曲酿成,如醋而淡。《集解》曰:泄利浆水,澄澈清冷。观此二说,全不相合,丰每用是方,以土浆煎药,无不取效,似不必辨其孰是。考土浆之功能,主治泻痢,入此方中,最合拍耳。

**冷香饮子**　治中暑,内夹生冷饮食,腹痛泻利。

附子　草果　橘红　炙草

加生姜,水煎,冷服。

**大顺散**　治冒暑伏热,引饮过多,脾胃受湿,霍乱吐泻。

干姜　肉桂　杏仁　甘草

共为末,每服二钱,沸汤调服。

丰按:浆水散、冷香饮子,皆治中暑之泄泻,而用姜、附之热剂,其实治暑月之阴寒,非治阳暑之证,可想而知矣。大顺散,亦然也。所以治暑宜分阴阳,弗执暑为阳邪之说耳。

**痧疫回春丹**　治一切痧疫神效。

苍术二两　雄黄七钱(飞净)　沉香六钱　丁香一两　木香一两　郁金一两　蟾酥四钱　麝香一钱

共研细末,水泛为丸,加飞净朱砂为衣,每服五厘,开水吞服,亦可研末吹鼻。

丰按:此丹治痧极妥,无论风、暑、阴、阳、红、乌、闷、绞等痧,皆可治之。倘能辨者,于药引中变动可也。

**行军散** 治霍乱痧疫,去一切秽恶。

西牛黄一钱　当门子一钱　雄黄八钱(飞净)　火硝三分　蓬砂一钱　梅冰一钱　飞金二十页　真珠一钱

八味各研极细,再合擂匀,每二、三分冷开水下。

**绛雪**(一名红灵丹)　治霍乱吐泻,痧胀时疫等证。

朱砂一两　雄黄六钱(飞)　飞金五十页　礞石四钱(煅)　牙硝一两　蓬砂六钱　当门子三钱　梅片三钱

共研极细末,每一分开水送下。

丰按:此二方,皆可援一时之急,凡有求名远处者,觅利他方者,皆可预藏于箧,以备自用,或可济人。

**紫雪** 治内外烦热,一切火证。

寒水石　石膏　滑石　磁石　硝石　朴硝　辰砂　沉香　木香　丁香　麝香　升麻　元参　羚羊角　犀角　甘草　黄金

合成,退火气,冷开水调服,每一、二钱。

丰按:是方药力峻猛,体非强壮,证非实火,不宜浪用。尝见今之医者,一遇神昏谵语,不分虚实,遂谓邪入心包,随手用之,毫无忌惮。倘郑声喃喃,由心神不足而致者,一妄用之,祸必旋踵。临证之际,当分虚实而施,庶无差误。

**黄龙汤** 治失下循衣撮空,体虚热盛,不下必死。

大黄　厚朴　枳实　芒硝　熟地黄　当归　人参

照常煎服。

丰按：此方治热病已成可下之证。医者因其体虚，当下失下，而成撮空理线，循衣摸床等证，所以用攻补兼施之方，荡其邪而不伤正，补其正而不碍邪，诚稳妥之良方，今医畏用何哉？

## 临证治案

### 阴暑误用阳暑之药

古黔吴某，晚餐之后，贪凉而睡，醒来头痛畏寒，壮热无汗，气口脉紧，舌苔边白中黄。丰曰：此阴暑兼食之证也。即以藿香正气散去白术，加香薷治之，服一煎未有进退。又更一医，遂驳阴暑之谬，暑本属阳，何谓为阴？见病人身热如火，遂用白虎汤加芦根、连翘等药，初服一帖，似得小效，继服一帖，即谵语神昏，频欲作呕，舌苔灰黑。医谓邪入心包，照前方再加犀角、黄连、紫雪等品，服下全无应验，仍求丰诊。其脉右胜于左，形力并强，此邪尚在气分，犹未逆传心包，视其舌苔，灰黑而厚，依然身热昏谵呕逆等证。窃思其邪必被寒凉之药所阻，非温宣透法，不克望其转机。当用杏仁、薤白、豆卷、藿香、神曲、蔻仁、香薷、橘、壳，加益元散合为一剂，服头煎热势益剧，次煎通身有汗，则壮热渐退尽矣。来邀复诊，神未清明，谵语仍有，舌苔未退，更觉焦干，右脉仍强，愈按愈实。丰曰：汗出热退，理当脉静津回，神气清爽，今不然者，定有燥结留于肠胃。思表邪退尽，攻下无妨，用黄龙汤以芒硝改元明粉，以人参换西洋参，服下半日许，遂得更衣，诸恙忽退，继用苏土养阴之法，日渐全可。

或问曰：彼医证虽误治，谓暑本属阳，何谓为阴？亦似近理，其说当有所本耶。答曰：然也，即《条辨》有云：暑字从日，日岂阴物乎？暑中有火，火岂阴邪乎？殊不知前贤取阴暑二字之义。阴，阴寒也；暑，暑月也。暑月伤于阴寒，故名阴暑。曰：何不以伤寒名之？曰：寒乃冬令之气，在暑月不能直指为寒，盖恐后学不明时令，先贤之用心，亦良苦矣。

### 骤然中暑

盛夏时，丰赴西乡疗病，路过石梁村口，见一人奄然昏倒于道旁，遂停舆出诊。脉之两手洪大，其为暑热所中者昭然。即以通关散吹鼻，似欲喷嚏而不得，令舆夫揪之，又令人村采蒜取汁，频频灌之，连得喷嚏，少焉乃苏。求赐一方，遂用六和汤去参、术、厚朴，加滑石、通草，嘱服三帖。数日后，登门泥首而去。

### 暑风急证

城西陈某，年近五旬，倏然昏倒，人事无知，手足抽掣。一医作中暑论治，虽不中亦不远矣。一医辄称中风，反驳前医有误，敢以小续命汤试之，更加搐搦，身热大汗，迓丰商治。诊其脉，洪大而数，牙关紧闭，舌不能出，但见唇焦齿燥。丰曰：此暑风证也。称中风之医，亦在座中，遂曰：子不观《指南医案》，常有暑风，何得有搐搦之证？曰：香岩之案，谓暑风系暑月所感之风，非热极生风之内风也。丰今所谓乃暑热内燃，金被火烁，木无所制，致发内风之证也。理当清其暑热，兼平风木。遂用清离定巽法加石膏、甘草、橘络、扁豆花治之。彼医似为不然，病家咸信于丰，即使人拣来煎服，幸喜法中病机，抽搐稍定，神识亦省，继服二帖，得全愈矣。

江城曰：今之医者，每见夏月有头痛发热，而无昏倒肢抽，皆批为暑风之证，大概亦得香岩之皮毛，而未得其骨髓，此耳听之学，非神听之学可知。

### 暑温过服大寒致变

西乡吴某，偶患暑温，半月余矣。前医认证无差，惜乎过用寒剂，非但邪不能透，而反深陷于里，竟致身热如火，四末如冰。复邀其诊，乃云热厥，仍照旧方，添入膏、知、犀角等药，服之益剧，始来求治于丰。诊其左右之脉，举按不应指，沉取则滑数。丰曰：邪已深陷于里也。其兄曰：此何证也？曰：暑温证也。曰：前医亦云是证，治之乏效何？曰：暑温减暑热一等，盖暑温之势缓，缠绵而愈迟；暑热之势暴，凉之而愈速。前医小题大作，不用清透之方，恣用大寒之药，致气机得寒益闭，暑温之邪，陷而不透，非其认证不明，实系寒凉过度。刻下厥冷过乎肘膝，舌苔灰黑而腻，倘或痰声一起，即有仓扁之巧，亦莫如何！明知证属暑温，不宜热药，今被寒凉所压，寒气在外在上，而暑气在里在下，暂当以热药破其寒凉，非治病也，乃治药也。得能手足转温，仍当清凉养阴以收功。遂用大顺散加附子、老蔻。服一帖,手足渐转为温,继服之,舌苔仍化为燥,通身大热,此寒气化也,暑气出也,当变其法。乃用清凉透邪法去淡豉,加细地、麦冬、蝉衣、荷叶,一日连服二剂,周身得汗,而热始退尽矣。后拟之法,皆养肺胃之阴,调治匝月而愈。

程曦曰:学医知常为易,知变为难。病有千变,而药亦有千变。即如是证,过服寒凉,热证未去,而寒证又生,此病一变也。暂用温热之剂,先破寒凉之气,此药一变也。服之肢体回温,舌苔仍燥,此病又一变也。即舍热药,转用凉剂收功,此药又一变也。不知通变之医,反谓朝秦暮楚,侥幸图功耳。

### 暑热劫络致成暑瘵

长洲叶某,忽然血涌盈升,身热口渴,速来求治于丰。抵其寓,见几上有参汤一盏,病者即询可服否?丰曰:姑诊其脉,辨其虚实可知。按之洪大而来,舌苔黄而欠润,此暑热内劫阳络之候,即《经》谓阳络伤,血从上溢是也,当从暑瘵治之,速清暑热以养其阴,参汤勿可服也。遂用玉女煎以生地易熟地,再加滑石、蒌根、杏仁、桑叶,两日连尝四剂,咳血并止,身热亦退矣。

### 阴寒霍乱热补而瘳

施秉罗某之父,大耋高年,素来矍铄,忽于孟秋之初,霍乱吐泻,腹痛肢凉。差人来请丰诊,其脉迟细,神识模糊。曰:此中阴寒之证也。急以挽正回阳法治之,至日晡腹痛益甚,汗出淋漓,逆冷益深,倏然昏倒，大众惊慌，复来邀诊。诊得六脉全无，不语如尸，呼吸微绝。思丹溪有云：仓卒中寒，病发而暴，难分经络，温补自解。忽记其家有真参宝藏，速取一钱，合野山高丽参五钱，淡附片四钱，浓煎渗下，次煎继之，约一时许，忽长叹一声，渐有呼吸，五更时分，身体稍温。次日清晨，又邀复诊，按其脉象，沉细如丝，舌淡无荣，苔白而润，四肢转暖，人事亦清，吐泻腹痛金减，今当温补脾阳，兼养心营，仍用二参、附片，加入姜炭、耆、甘、归、神、柏、枣，服下又中病机，一候遂全瘳矣。

### 阴虚疰夏

江苏张某，于麦秋患头晕目眩，食减神疲，偶欲头痛。一医作水不涵木治之，虽未中机，尚称平稳。一医作风湿侵脾治之，服之神气更疲。邀丰诊之，脉濡且弱，毫无外感之形，见其呵欠频频，似属亏象。丰曰：此阴虚之体，过于烦劳，劳伤神气所致，所以前医滋补无妨，后医宣散有损。张曰：头痛非外感乎？曰：非也。外感头痛，痛而不止；今痛而晕，时作时止，是属内伤。曰：何证也？曰：疰夏也。当用金水相生法去玄参、知母，加冬桑叶、稽豆衣、省头草治之，服至第三剂，诸疴皆屏矣。

### 热病化燥伤津

芹岭王某，来郡应试，忽沾热病。其师知医，以为风食，而用羌、防、楂、曲等药，则热渴更甚，谵语发狂。邀丰医治，脉形洪数有力，舌苔黑燥而厚，此属热邪化燥，津液被劫，非咸苦下法，不能攻其热而保其阴，倘畏而不用,则津液告匮为难治。即以润下救津法加紫雪五分,随即拣来煎服。服后约半日许,遂欲更衣,乃得燥屎数团,狂势似缓。继进次煎,又得燥屎无数,神气觉疲,令房中寂静,待其安睡,计五、六时始醒,醒来神识已清,身凉微汗,舌黑而润,六脉不躁。丰曰:"邪已解也。"用西洋参、麦冬、生地、玉竹、麻仁、蒌壳、米仁、炙草等药,令服三剂而安。

**霉湿时病**

东乡刘某,来舍就医,面目浮肿,肌肤隐黄,胸痞脘闷,时欲寒热,舌苔黄腻,脉来濡缓而滞。丰曰:此感时令之湿热也,必因连日务农,值此入霉之候,乍雨乍晴之天,湿热之邪,固所不免。病者曰然。丰用芳香化浊法,加白芷、茵陈、黄芩、神曲治之,服五帖,遂向愈矣。

# 卷之五

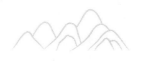

## 夏伤于暑秋必痎疟大意

《经》云：夏伤于暑，秋必痎疟。谓夏令伤于暑邪，甚者即患暑病，微者则舍于营，复感秋气凉风，与卫并居，则暑与风凉合邪，遂成痎疟矣。景岳云：痎者皆也，总疟之称也；疟者虐也，凌疟之义也。疟之为病，非止一端，当分晰而治之。考古有暑疟、风疟、寒疟、湿疟、温疟、瘴疟、瘅疟、牝疟、痰疟、食疟、疫疟、鬼疟、虚疟、劳疟、疟母、三日疟之名，临证之时，不可不辨治也。暑疟者，恶寒壮热，烦渴引饮也。风疟者，寒少热多，头疼自汗也。寒疟者，寒长热短，头疼无汗也。湿疟者，寒重热轻，一身尽痛也。温疟则先热后寒，因于冬令伏气。瘴疟则发时昏闷，因感山岚瘴气。瘅疟则独热无寒。牝疟则寒多热少。又有头痛而眩，疟发昏迷为痰疟。寒热交并，噫气恶食为食疟。沿门合境，证皆相似为疫疟。寒热日作，多生恐怖为鬼疟。元气本虚，感邪患疟为虚疟。疟疾患久，遇劳即发为劳疟。经年不愈，结成痞块，藏于胁腹为疟母。正气本虚，邪客于腑，间两日而作者为三日疟。更有似疟非疟之伏暑，亦因伏天受暑而发于秋，最难速愈。倘秋时炎蒸于夏，而内并无伏气，其见证与阳暑相似者，名曰秋暑。此二证皆在乎秋，今附论于斯，盖恐误为疟治耳。

## 暑 疟

暑疟者多因长夏纳凉,感受阴暑,暑汗不出,则邪遂伏于内,直待秋来,加冒凉气而发。先贤云:暑气内伏者,阴气也;秋凉外束者,阴邪也;新邪与卫气并居,则内合伏暑,故阴阳相搏而疟作矣。其证恶寒壮热,口渴引饮,脉来弦象,或洪或软,或著衣则烦,去衣则凛,肌肤无汗,必待汗出淋漓而热始退。治宜清营捍疟法治之,如渴甚者,麦冬、花粉佐之。凡疟连日而发者则病浅,间日而发者则病深,间二日而发者则愈深矣。渐早为轻,因正气胜而外出;渐晚为重,因邪气胜而内入。初起多实,宜以祛邪为先;患久多虚,宜以养正为主。医者须分浅深轻重虚实新久而治之,则庶几投剂有效耳。

张景岳曰:伤暑为疟,何谓阴邪? 盖阳暑伤气,其证多汗,感而即发,邪不能留。其留藏不去者,惟阴暑耳,以其无汗也。故凡患疟者,必因于盛暑之时,贪凉取快,不避风寒,或浴以凉水,或澡于河流,或过食生冷,壮者邪不能居,未必致病,怯者蓄于营卫,则所不免。但外感于寒者多为疟,内伤于寒者多为痢,使能慎此二者,则疟痢何由来也。

## 风 疟

《经》云:夏暑汗不出者,秋成风疟。《金鉴》谓:

风疟,先伤于寒,后伤于风。据此二说而论,是证之因,亦由长夏先受阴暑,至秋感风而发也。然而有暑无风惟病暑,有风无暑惟病风,必风暑合邪,始成疟病。此虽与暑疟得病之因无异,发病之时亦同,但其见证,自有攸分,不可以不辨也。盖风疟之为病,寒少热多,不似暑疟恶寒壮热,或著衣则烦,去衣则凛。风疟则头疼自汗出,不似暑疟肌肤无汗,必待汗出淋漓而热始退。风疟之脉,弦而兼浮,不似暑疟,脉象纯弦,或洪或软,若此分别,投剂自合拍耳。初宜辛散太阳法去羌活,加秦艽治之,必俟寒热分清,始可进和解之法。总当细审其因,可散则散,可和则和,可补则补,可截则截,全在临时活法耳。

江诚曰:细观暑疟、风疟,皆由长夏感受阴暑,并发于秋,但暑疟因秋凉所触,风疟因秋风所触,以此别之,毫厘无谬。

## 寒　疟

寒疟者,缘于先受阴寒,或沐浴之水寒,寒气伏于肌腠之中,复因外感邪风触之而发。正合《经》云:寒者阴气也,风者阳气也,先伤于寒,而后伤于风,故先寒而后热也。盖寒疟之脉证,弦紧有力,寒长热短,连日而发,或间日而发,发时头痛微汗,或无汗干热。此当遵古训体若燔炭,汗出而散之旨,拟用辛散太阳法治之。如寒热按时而至,方可继进和解,今人不别何经,动手概用小柴胡汤,则误甚矣。

## 湿　疟

湿疟之证,因于久受阴湿,湿气伏于太阴,偶有所触而发。发则恶寒而不甚热,脉象缓钝而不弦,一身尽痛而有汗,手足沉重,呕逆胀满者是也。俗谓脾寒,大概指是证耳。此宜宣透膜原法,使其邪化疟除,但辛燥之剂,于阴亏热体者,须酌用之。阳虚寒体者,更可加老蔻、干姜。所有断截之法,不宜早用,用之非变膨鼓,即成疟母之疴。疟证殊多,总宜分别而治。

江诚曰:寒疟因寒水伏于肌腠,湿疟因湿气伏于太阴,斯二疟夏秋皆有,非比暑疟、风疟,受于夏天,发于秋令也。

## 温　疟

《经》谓:温疟由冬令感受风寒,伏藏于骨髓之中,至春不发,交夏阳气大泄,腠理不致,或有所用力,伏邪与汗并出,此邪藏于肾,自内而达于外。如是者,阴虚而阳盛,阳盛则热矣。衰则其气复入,入则阳虚,阳虚生外寒矣。又谓:先伤于风,后伤于寒,故先热而后寒也,亦以时作,名曰温疟。温疟之证,先热后寒,其脉阳浮阴弱,或汗多,或汗少,口渴喜凉,宜清凉透邪法治之。如汗多者去淡豉,加麦冬、花粉。如舌苔化为焦黑者,宜清热保津法治之。嘉言云:治温疟,当知壮水以救其阴,恐十数发而阴精尽,尽则真火自焚,顷之死矣。此与香岩论温病,当刻刻护阴之说,不相悖也。凡有变证,仿春温、风温、温病、温毒门中之法可也。

或问:温疟得之于冬,发之于夏,何不列于温病之门,或附于热病之后,今列如斯,其意何也?答曰:就温字而言,当列于彼,就疟字而论,当附于此,欲使学者,知诸疟有先热后寒,有先寒后热,有寒多热少,有寒少热多,有独热不寒之各异也。又问《金匮》论温疟,谓身无寒但热,今先生论中谓先热后寒,得毋有违仲景乎?曰:先热后寒者,遵《内经》之训也。《金匮》谓无寒但热,定系传写之讹。殊不知但热无寒,乃瘅疟也,不可不为分辨。

## 瘴 疟

瘴疟之证,岭南地方为多也。乃因天气炎热,山气湿蒸,多有岚瘴之毒,人感之者,即时昏闷,一身沉重,或寒甚热微,或寒微热甚,亦有迭日间日而作者,亦有狂言妄语者,亦有口瘖不言者。揆其诸证,初起之时,邪必郁于气分,甚则血瘀于心,涎聚于脾。先宜宣窍导痰法,探吐其痰,然后辨其轻重表里为要。其轻者在表,宜用芳香化浊法加草果、槟榔;其重者在里,宜用和解兼攻法为治。

## 瘅 疟

帝曰:瘅疟何如?岐伯曰:瘅疟者,肺素有热,气盛于身,厥逆上冲,中气实而不外泄,因有所用力,腠理开,风寒舍于皮肤之内,分肉之间而发。发则阳气盛,阳气盛而不衰则病矣。其气不及于阴,故但热而不寒,气内藏于心,而外舍于分肉之间,令人消烁肌肉,故命曰瘅疟。帝曰:善。

《金匮》云:师曰:阴气孤绝,阳气独发,则热而少气烦冤,手足热而欲呕,名曰瘅疟。若但热不寒者,邪气内藏于心,外舍分肉之间,令人消烁肌肉。

丰按:《素问》谓肺素有热;又谓气内藏于心。《金匮》亦谓邪气内藏于心而未及肺。合而论之,似异而实同也。盖肺心皆居膈上,主乎阳位,阳气盛,故但热而不恶寒。石顽注《金匮》云:少气烦冤者,肺主气,肺受火刑也。手足热者,阳主四肢,阳盛则四肢热也。欲呕者,火邪上冲,胃气逆也。内藏于心者,阳盛则邪气内藏,而外舍分肉之间也。消烁肌肉者,火盛则肌肉烁也。治瘅疟惟宜白虎,盖白虎专于退热,其分肉四肢,内属于胃,非切于所舍者乎?又泻肺火,非救其烦冤者乎?据此而观,不但病在肺心,亦且兼之胃病。嘉言意用甘寒,亦属非谬,真所谓智谋之士,所见略同。窃思阳气盛则阴益伤,拟用甘寒生津法,庶几针芥。

## 牝　疟

《金匮》云:疟多寒者,名曰牝疟。赵以德不辨鱼鲁,注为邪在心而为牝。喻嘉言亦为邪伏于心,心为牝脏,即以寒多热少之疟,名为牝疟。二公皆以牝疟为牝，又皆谓邪藏于心。石顽已正其非，堪为来学之圭臬也。乃曰：若系邪气内藏于心，则但热而不寒，是为瘅疟。此则邪气伏藏于肾，故多寒而少热，则为牝疟。以邪气伏结，则阳气不行于外，故作外寒。患斯证者，真阳素虚之体为多，缘当盛夏之时，乘凉饮冷，感受阴寒，或受阴湿，其阳不能制阴邪之胜。故疟发时，寒盛热微，惨戚振栗，病以时作，其脉必沉而迟，面色必淡而白。宜以宣阳透伏法治之，因寒者姜、附为君，因湿者苍、果为主，日久不愈，温补之法为宜。

## 痰　疟

痰疟者，因夏月多食瓜果油腻，郁结成痰；或素系痰体，其痰据于太阴脾脏，伏而不发，一旦外感凉风，痰随风起，变为疟病矣。初发之时，头痛而眩，痰气呕逆，寒热交作，脉来弦滑之象。古谚云：无痰不作疟，岂不然乎？宜以化痰顺气法，加草果、藿香治之。如昏迷卒倒者，宜以宣窍导痰法，加厚朴、草果、苏合香丸治之。肥盛之人，痰药更宜多用。

## 食　疟

食疟者，即胃疟也。因于饮食失节，饥饱不常，谷气乖乱，营卫失和，一有不谨，则外邪冒之，遂成疟疾矣。其证寒已复热，热已复寒，寒热交并，噫气恶食，食则吐逆，胸满腹胀，脉滑有力，或气口紧盛者，宜以楂曲平胃法，加藿香、草果治之。如脉迟滞，必兼寒也,可加干姜、白蔻。如脉缓钝者,必兼湿也,可加半夏、茯苓。食疟之证,兼寒兼湿为多,法当分治。

或问曰:介宾之书,谓疟疾之作,无非外邪为之本,岂果因食因痰有能成疟者耶?据此而论,痰食是为兼证,今先生专列痰疟、食疟之门何也?丰曰:素来痰体,加感凉风而致疟者,以痰为本,故曰痰疟。饮食停积,加受外邪而致疟者,以食为本,故曰食疟。如前所论暑、风、寒、湿、温、瘴、痰、牝等疟,倘有头眩呕逆脉滑者,是痰为兼证也;噫气恶食脉紧者,是食为兼证也,遂不能以痰疟、食疟名之。本证兼证,讵可以不辨哉!

## 疫　疟

疫疟之为病,因天时寒热不正,邪气乘虚而袭膜原,欲出表而不能透达,欲陷里而未得空隙,故作寒热往来,或一日二、三次,或一次而无定期也。寒轻热重,口渴有汗,右脉多胜于左,是为疫疟也。盖疫者役也,若役使然,大概沿门合境,长幼之疟相似者,皆可以疫名之。竟不必拘于一定之见证,当随时令而治,此司天运气之所宜考也,拟以宣透膜原法为主。

## 鬼　疟

鬼疟者,因卒感尸痊客忤,寒热日作,恶梦多端,时生恐怖,言动异常,脉来乍大乍小者是。俗云夜发为鬼疟者非。独有通一子谓无鬼疟,不啻阮瞻一流人也。丰历见之，患是证者，都系体弱属阴之人，而强壮属阳之体，无一患者。云古：壮士不病疟，殆指鬼疟而言。拟用驱邪辟祟法治之。如未效者，咒法亦可用之。

程曦曰：疟不离乎少阳，诚哉是言。盖少阳者胆也，胆壮自然无鬼，惟怯者则有之，试看胆壮之人，心无忌惮，所以避之可脱，胆怯之辈，每多疑心，心寒则胆益怯，怯则鬼魅愈侵，所以纠缠不已，即避之亦不能脱体也。

## 虚　疟

元气本虚，感邪患疟，名虚疟也。其证寒热交作，自汗倦卧，饮食并减，四肢乏力，脉象举按俱弦，寻之则弱，宜以补气升阳法治之。又有久患疟疾，脾胃累虚，亦名虚疟也。盖胃虚则恶寒，脾虚则发热，寒则洒洒，热则烘烘，脉象浮之则濡，按之则弱，此宜营卫双调法，则疟疾不截而自罢矣。倘有肢凉便泻者，均加附子、干姜。或吐涎不食者，并加砂仁、半夏。治虚疟之法，尽于斯矣。

## 劳　疟

劳疟者，因疟疾日久延为痨也。或因久病劳损，气血两虚而病疟也。或因劳役过度，营卫空虚而患疟也。脉象或软或弱，或小滑，或细数，发热恶寒，寒中有热，热中有寒，或发于昼，或发于夜，每遇小劳即发。

气虚者多汗,饮食少进。血虚者,午后发热,至晚微汗乃解。此似疟非疟也,若误为疟治,而投剥削之剂,未有不成瘵疾者也。拟用营卫双调法,气虚者倍加参、耆,血虚者倍加归、芍。倘寒热分清,按时而至,脉兼弦象,显出少阳兼证,始可佐柴胡、青蒿,否则不可耳。

## 疟　母

凡疟经年不愈者,谓之老疟。或食积,或痰涎,或瘀血,皆能结成痞块,藏于腹胁,作胀而痛,令人多汗,谓之疟母。亦有因调治失宜,营卫俱虚,或截疟太早,邪伏肝经胁下,而成痞块者。丰历见之,其痞居左胁者为多。盖左胁属肝,当补虚之中,兼以疏肝为治。宜用调中畅气法去芪、术、甘、荷,加青皮、鳖甲、牡蛎、半夏治之。如形气未衰,块痛甚者,蓬、棱、肉桂,并可加入。倘偏用攻破剥削,以治其块,而不顾其正者,延为中满,遂不可医,可不谨欤!

## 三日疟

三日疟,又名三阴疟,间两日而发者是也。丹溪曰:发于子午卯酉日者为少阴疟,寅申巳亥日者为厥阴疟,辰戌丑未日者为太阴疟。其说似乎近理,然介宾、路玉皆驳为非,悉以轩岐之训为准则也。《经》曰:时有间二日,或至数日而发者,邪气与卫气客于六腑,而有时相失,不能相得,故休数日乃作也。李念莪释云:客,犹言会也。邪在六腑,则气远会稀,故间二日,或休数日也。由是观之,丹溪之言,不足为训。盖间二日而作者,以邪气深客于腑,是与卫气相失而然,宜以双甲搜邪法治之。如阴虚之体,益以首乌、当归;阳虚之体,益以鹿霜、潞党。至间数日而作者,其邪愈深,不待言矣。凡邪深陷者,必因正气空虚,当用补气升阳法,助其既虚之正,提其已陷之邪,使正气复旺,邪气自出,则疟不驱自遁矣。

或问:先生论疟,既及三阴,而不及三阳者何也?答曰:丹溪分别三阴,前贤已驳之矣。今既问及三阳,不得不略言之,大概疟在太阳则寒重,法当汗之。在阳明则热重,法当清之。在少阳则寒热往来,法当和之。又问:诸疟悉详,何独遗胎疟一证? 究竟何如?曰:胎疟今之俗名也。有谓襁褓小儿患疟为胎疟,有谓从未患疟为胎疟,又以母年之多寡,与疟期相应,此未尽然。总之,无论其襁褓壮年,而未曾患疟者,悉称为胎疟也。仍当分暑、风、寒、湿等疟而治。历尝见之,较诸疟逾格缠绵,最难速愈,必俟其势衰微,方可断截耳。

# 伏　暑

伏天所受之暑者,其邪盛,患于当时;其邪微,发于秋后,时贤谓秋时晚发,即伏暑之病也。是时凉风飒飒,侵袭肌肤,新邪欲入,伏气欲出,以致寒热如疟,或微寒,或微热,不能如疟分清。其脉必滞,其舌必腻,脘痞气塞,渴闷烦冤,每至午后则甚,入暮更剧,热至天明得汗，则诸恙稍缓。日日如是，必要二、三候外，方得全解。倘调理非法，不治者甚多。不比风寒之邪，一汗而解，温热之气，投凉则安。拟用清宣温化法，使其气分开，则新邪先解，而伏气亦随解也。然是证变易为多，其初起如疟，先服清宣温化法。倘畏寒已解，独发热淹绵，可加芦、竹、连翘，本法内之半夏、陈皮，乃可删去，恐其温燥之品，伤津液也。其舌苔本腻，倘渐黄、渐燥、渐黑、渐焦，是伏暑之热，已伤其阴，于本法内可加洋参、麦冬、元参、细地治之。倘神识昏蒙者，是邪逼近心包，益元散、紫雪丹，量其证之轻重而用。倘壮热舌焦，神昏谵语，脉实不虚，是邪热归并阳明，宜用润下救津法治之。如年壮体强，以生军易熟军，更为有力。种种变证，务在临证之时，细审病之新久，体之虚实，按法用之，庶无差忒耳。

　　或问曰：曾见禹载书中论伏暑，谓三伏之时，以书晒曝烈日之中，随即收藏于笥，火气未散，冬时启笥，触之遂病。今是论中全未言及，得毋遗漏乎？答曰：子诚刻舟求剑也，此不过偶一有之之证。若此论之，则伏暑之证，专病晒书之家，而无书晒者则不病；专病在冬，而三秋则不病，可发一笑。

## 秋　暑（附：秋凉）

　　七月大火西流，暑气渐减，而凉气渐生，其时炎歊尚存，一如盛夏，亦有较盛夏更热之年，人感其热而病者，为秋暑，即世俗所称秋老虎是也。斯时湿土主气，犹是暑湿交蒸,但见壮热烦渴,蒸蒸自汗,脉象洪濡或数,是秋暑之证,其治法与阳暑相同,亦宜清凉涤暑法。倘交秋令以来,凉气袭人,人感其气,即患头痛恶寒,发热无汗,脉象浮弦或紧,是秋凉之证,其治法与阴暑无异,亦宜辛温解表法。若交秋分之后,燥金主气,遇有秋凉之见证者,是为燥之胜气,宜用苦温平燥法。遇有秋暑之见证者,是为燥之复气,宜用甘寒生津法。每见近时之医,不究六气者多,一交秋令,便云秋燥。不知初秋烦热,是为秋暑;又不知斯时湿土主令,指暑指湿,而为燥气,不甚谬哉!

## 拟 用 诸 法

**清营捍疟法:**治暑疟恶寒壮热,口渴引饮。

连翘一钱五分(去心)　竹叶一钱五分　扁豆衣二钱　青蒿一钱五分　木贼草一钱　黄芩一钱(酒炒)　青皮一钱五分

加西瓜翠衣一片为引。

此治暑疟之法也。夫暑气内舍于营,故君以翘、竹清心,却其上焦之热。臣以扁衣解暑,青蒿祛疟。佐以木贼发汗于外,黄芩清热于内。古云疟不离乎少阳,故使以青皮引诸药达少阳之经,瓜翠引伏暑透肌肤之表。

**辛散太阳法:**治风疟寒少热多,头痛自汗,兼治伤寒伤湿。

嫩桂枝一钱　羌活一钱五分　防风一钱五分　甘草五分　前胡一钱五分　淡豆豉三钱

加生姜二片,红枣三枚,煎服。

凡外邪袭人,必先伤于太阳之表。疟虽因于伏暑,又必因外感秋风而触发也。盖风疟有风在表,故宜辛散之方。其中桂、羌、防、草,即成方桂枝羌活汤,本治风疟之剂也。内加前胡散太阳,复泄厥阴。淡豉解肌表,且祛疟疾。更加攘外之姜,安内之枣,表里俱安,何疟之有哉!

**宣透膜原法**:治湿疟寒甚热微,身痛有汗,肢重脘懑。

厚朴一钱(姜制)　槟榔一钱五分　草果仁八分(煨)　黄芩一钱(酒炒)　粉甘草五分　藿香叶一钱　半夏一钱五分(姜制)

加生姜三片为引。

此师又可达原饮之法也。方中去知母之苦寒及白芍之酸敛,仍用朴、槟、草果,达其膜原,祛其盘踞之邪,黄芩清燥热之余,甘草为和中之用,拟加藿、夏畅气调脾,生姜破阴化湿,湿秽乘入膜原而作疟者,此法必奏效耳。

**清凉透邪法**:见卷一第 10 页。

**清热保津法**:见卷一第 11 页。

**宣窍导痰法**:见卷二第 30 页。

**芳香化浊法**:见卷四第 80 页。

**和解兼攻法**:治寒热疟疾,兼之里积。

柴胡一钱五分　黄芩一钱（酒炒）　半夏一钱五分（姜制）　甘草六分　元明粉二钱　熟军二钱　枳壳一钱五分

流水煎服。

柴、芩、夏、草以和解，元明、军、枳以攻里，此仿长沙大柴胡之法也。

**甘寒生津法**：治瘅疟独热无寒，手足热而欲呕。

大生地五钱　大麦冬三钱（去心）　连翘三钱（去心）　竹叶一钱五分　北沙参三钱　石膏四钱（煨）

加蔗浆、梨汁每一盏冲服。

《金匮》瘅疟条下，但云：以饮食消息止之。嘉言主以甘寒生津可愈。丰立是法，即遵斯训也。首用生地、麦冬，甘寒滋腻以生津液。此证不离心肺胃三经，故以翘、竹清心，沙参清肺，膏、蔗清胃，梨汁生津。

**宣阳透伏法**：治牝疟寒甚热微，或独寒无热。

淡干姜一钱　淡附片一钱　厚朴一钱（姜制）　苍术一钱（土炒）　草果仁一钱（煨）　蜀漆一钱五分

加白豆蔻三颗，去壳细研分冲。

干姜宣其阳气，附子制其阴胜，厚朴开其滞气，苍术化其阴湿，草果治独胜之寒，蜀漆逐盘结之疟，佐以豆蔻，不惟透伏有功，抑且散寒化湿，施于牝疟，岂不宜乎！

**化痰顺气法**：见卷三第55页。

**楂曲平胃法**：见卷三第55页。

**驱邪辟祟法**：治鬼疟寒热日作，多生恐怖，脉来乍大乍小。

龙骨三钱(煅)　茯苓三钱(雄黄染红)　茅苍术一钱(土炒)　广木香五分　柏子仁三钱(正粒)　石菖蒲五分

加桃叶七片为引。

龙骨,阳物也,可以镇惊,可以祛祟,用之以治鬼疟最宜;茯苓宁心,以雄黄染之,能祛鬼魅;苍术、木香皆能杀一切之鬼也;柏子辟邪;菖蒲宣窍;桃叶发汗,开其鬼门,俾潜匿之邪,尽从八万四千毛窍而出也。

**补气升阳法:**治气虚患疟,寒热汗多,倦怠食减。

西潞参三钱(米炒)　上黄耆二钱(蜜炙)　於潜术二钱(米炒)　粉甘草五分(炙)　广陈皮一钱五分　当归身二钱(酒炒)　绿升麻五分　柴胡梢五分

加生姜二片、红枣三枚为引。

此东垣补中益气汤也。首用参、耆、术、草以补其气,陈皮以行其气,弗使补而呆滞,俾其补而灵动也。当归以活其血,血气流行,则邪不能容矣。升、柴提其疟邪,姜、枣和其营卫。此方治虚疟,最为确当。

**营卫双调法:**治洒寒烘热,脉濡且弱,虚疟、劳疟并宜。

嫩桂枝一钱　黄耆皮二钱(蜜炙)　当归身一钱五分(土炒)　白芍一钱(土炒)　西潞参三钱　甘草五分(炙)

加生姜二片,红枣三个,煎服。

古人云:胃者卫之源,脾者营之本,今脾胃累虚而作寒热者,宜以营卫双调。故用桂、耆护卫,归、芍养营,参、草补益胃脾,姜、枣调和营卫,此从源本立方,勿见寒热,便投和解。

**调中畅气法**:见卷三第 56 页。

**双甲搜邪法**:治三日疟,久缠不愈。

穿山甲一钱(醋炙) 鳖甲一钱五分(炙) 木贼草一钱(去节) 嫩桂枝一钱 制首乌三钱 鹿角霜二钱 东洋人参二钱 当归身二钱(土炒)

头服轻煎,次服浓煎。

疟邪深窜而成三疟者,须此法也。穿山甲善窜之物,主搜深踞之疟。鳖甲蠕动之物,最搜阴络之邪。木贼中空而轻,桂枝气薄而升,合而用之,不惟能发其深入于阴分之邪,而且能还于阳分之表。以何首乌养其阴也,鹿霜助其阳也,人参益其气也,当归补其血也,阴阳气血并复,则疟邪自无容身之地矣。

**清宣温化法**:治秋时晚发之伏暑,并治湿温初起。

连翘三钱(去心) 杏仁二钱(去皮尖研) 瓜蒌壳三钱 陈皮一钱五分 茯苓三钱 制半夏一钱 甘草五分 佩兰叶一钱

加荷叶二钱为引。

连翘寒而不滞,取其清宣;杏仁温而不燥,取其温化;蒌壳宣气于上,陈皮化气于中,上中气分,得其宣化,则新凉伏气,皆不能留;茯苓、夏、草,消伏暑于内;佩兰、荷叶,解新邪于外也。

**润下救津法**:卷一第 11 页。

辛温解表法：卷一第 8 页。

清凉涤暑法：卷三第 54 页。

苦温平燥法：卷六第 134 页。

## 备 用 成 方

**小柴胡汤**　治伤寒少阳证，往来寒热，口苦耳聋，胁痛脉弦，疟发寒热，及妇人伤寒热入血室等证。

柴胡　半夏　黄芩　人参　甘草

加姜、枣，煎服。

丰按：此方专治寒热往来，邪在少阳之疟也。倘恶寒甚者，兼太阳也，宜加羌活。发热甚者，兼阳明也，宜加葛根。

**景岳木贼煎**　凡疟疾形实气强，多湿多痰者，宜此截之大效。

木贼草　小青皮　制厚朴　制半夏　槟榔苍术

水煎露一宿，于未发之先二时温服。能饮者，酒煎最妙。

丰按：此方用木贼，取其入肝经气分，盖肝与胆相表里，故可通治疟疾，喜其轻能升散，空能发汗，即太阳之余邪未尽者，亦可用之，较柴胡更为稳耳。

**严氏清脾饮**　治疟疾热多寒少，口苦嗌干，小便赤涩，脉来弦数。

青皮　厚朴　柴胡　黄芩　制半夏　草果仁

茯苓　白术　甘草

加姜煎。一方加槟榔。疟不止加酒炒常山、乌梅。

丰按：是方，即小柴胡汤加减，减人参之补、大枣之滞，以解少阳往来寒热之邪。其方不名清胆，而名清脾者何也？盖因近世称疟为脾寒，其脾受寒而作疟者，亦属不少，故加厚朴温其脾胃，苓、术辅其中州，更加草果、青皮，祛其疟邪，而脾自得清肃，故曰清脾。其存小柴胡法者，良由疟不离乎少阳之意耳。

**麻杏甘石汤**　治温疟，先热后寒。

麻黄　杏仁　甘草　石膏

水煎服。

丰按：《集解》谓此方以治温疟。不知温疟系冬令伏邪，发于夏令，阳气大泄之时，麻黄辛散，岂可用乎？如体实壮热无汗而喘者，只宜暂用，否则不可轻试，慎之慎之！

**柴平汤**　治湿疟，身重身痛。

柴胡　制夏　黄芩　人参　厚朴　苍术　陈皮　甘草

加姜、枣，煎服。

**藿香平胃散**　治胃寒腹痛呕吐，及瘴疫湿疟。

藿香　制夏　苍术　厚朴　陈皮　甘草

加姜、枣，煎服。

**太无神术散**　治感山岚瘴气，憎寒壮热，一身尽痛，头面肿大，瘴疟时毒。

霍香　石菖蒲　苍术　厚朴　陈皮　甘草

水煎,温服。

丰按:以上之方,治湿疟、瘴疟之证,极为平妥。但柴平汤之人参,必体弱气虚者,乃可用之,倘不细审而概施之,恐补其气而阻其邪,病必增剧。

**人参败毒散**　治伤寒头痛,憎寒壮热,及时气疫疠,岚障鬼疟,腮肿毒痢,诸疮斑疹。

人参　茯苓　枳壳　桔梗　羌活　独活　前胡　柴胡　川芎　薄荷　甘草

加生姜三片,煎服。

丰按:此方非但主治伤寒疫疠鬼疟等证,而嘉言每以治痢,亦屡奏功。丰遇疟痢两兼之证,用之更有神效,诚良方也。

**咒法**　鬼疟不能愈者,可用咒法治之。取红枣一枚,面东念咒曰:吾从东方来,路逢一池水,水中一条龙,九头十八尾,问伊食甚的,惟食疟病鬼。念一遍,吹一口气在枣儿上,念七遍,吹七口气。令病人于临发日五更鸡犬不闻时,面东立食之。于静室安养。忌食生冷荤腥为要。

丰按:用咒法者,足能令人胆壮,胆壮则邪自遁。不独专治鬼疟,而他疟偶亦有灵。

**截疟七宝散**　治实疟久发不已,鬼疟、食疟皆治之。

常山(酒炒)　草果(煨)　青皮　陈皮　槟榔　厚朴(姜制)　甘草

等分。用酒水各一杯煎好，以纱盖之，露一宿，于当发之早，面东温服。

**局方常山饮** 疟久不止者，用此截之。

常山（火酒炒）二钱 草果（煨）二钱 槟榔一钱 乌梅二个 知母一钱 贝母（去心）一钱

加生姜三片，枣一枚，半酒半水煎。露一宿，日未出时，面东空心温服。

**子和常山散** 治痰疟神效。

常山一两 甘草二两五钱

上为细末。水煎，空心服之，取吐。

丰按：常山之功，在乎祛痰截疟，其性猛烈，体稍虚者，不可遽用。

**鳖甲饮** 治疟久不愈，腹中结块，名曰疟母。

白术 黄耆 川芎 白芍 槟榔 草果 厚朴 陈皮 鳖甲 甘草

等分。姜三片，枣一枚，乌梅少许，煎。

**四兽饮** 治疟病胃虚，中挟痰食。

人参 茯苓 白术 炙草 陈皮 制夏 草果 乌梅

加姜、枣，煎服。

丰按：前方用耆、术、乌梅，此用参、术、乌梅，皆是补中兼收，非体虚久疟，切弗轻试。

**追疟饮** 截疟甚佳。凡血气未衰，屡散之后，而疟有不止者，用此截之，已经屡验。

何首乌 当归 青皮 陈皮 柴胡 半夏 甘草

井水河水合煎。

**何人饮** 截疟如神。凡气血俱虚,久疟不止可服。

何首乌　人参　当归　陈皮　煨生姜

水煎八分,于发前二、三时温服之。

**休疟饮** 此止疟最妙之剂。若汗散既多,元气不复,或以衰老,或以弱质,而疟有不能止者,俱宜用此。此化暴善后之第一方也。

人参　白术　何首乌　当归　炙甘草

煎七分,食远服。

丰按:以上三方,皆景岳治疟之剂。揆其用意,在乎少阳。观其治实疟者,每以木贼;治虚疟者,不离首乌、当归。盖木贼疏肝透邪,归、乌滋肝养血,肝与胆相为表里,其意在少阳者,可想而知矣。

## 临证治案

### 虚寒之体忽患暑疟

建陵靳某之妾,于仲秋忽患暑疟,连日一作,寒洒热蒸,汗出如雨,口渴欲饮,脉来弦滑,舌苔微黄,此暑疟也。靳问曰:因何致病?丰曰:良由暑月贪凉,过食生冷,其当时为患者,是为阴暑;伏匿日久,至今而发者,即《内经》所谓夏伤于暑,秋为痎疟是也。即用清营捍卫法,服下益热,急邀复诊。脉之转为弦迟,询之口反不渴。丰曰:此疟邪外达之征,请勿虑耳。观其形体肥白，知其本质虚寒，改用温补为主，以理中汤加豆蔻、制夏、蜀漆、柴胡、姜、枣为引，以河井水合煎，连尝三剂，疟邪遂遁矣。

### 暑疟热盛逼血上吐

城南叶某之子，偶染疟疾，邀丰诊之。脉象迢迢有力，寒热间日而来，口渴喜凉，热退多汗，此为暑疟。遂用清营捍卫法去木贼，加藿香、草果、柴胡、甘草治之。服下疟势仍来，尤吐鲜红数口。复按其脉，转为弦大而数，必因暑热内炎，逼伤血络所致。思古圣有"治病必求其本"之训，此证暑热是本，吐血是标，可不必见病治病也。即用清凉涤暑法去扁豆，加黄芩、知母治之。连进两帖，疟发渐早，热势渐轻，不知不觉而解，血恙亦未复萌。

### 截疟太早变成肿胀

西乡郑某，偶患疟疾，热重寒微，口渴便泻。先用符禁未效，又服断截之药，疟与泻并止矣。数日后腹中忽胀，小便短少，来舍就诊，两手脉钝，沉取尚强。此乃暑疟挟湿之证，其邪本欲向表分里而出，误用截法，阻其邪路，暑欲达表而不能，湿欲下行而不得，交阻于中，气机不行而成肿胀，法当治标为先。即以木瓜、蒿、藿以解其暑，芩、苍、通草以行其湿，又以青皮、厚朴、杏粒、槟榔，行其气而宽其膨。服下稍为中病，每得一矢气，腹内略松。更加菔子以破其气，鸡金以消其水，服之矢气更多，溺亦通快，其腹逐渐消去。后用调脾化气，得全安耳。

江诚曰：观以上三案，虽暑疟之轻证，但其夹证各有不同，设不细辨而妄治之，则轻证转重，重证转危耳。如靳案本体虚寒，得温补而愈。叶案暑热劫络，得清剂而安。郑案夹湿变胀，得破削而宽。可见医法有一定之理，无一定之方，倘胶于某证某药，则钝根莫化矣。

### 风疟时邪乘入血室

城南龚某之女，先微寒而后发热，口渴有汗，连日三发，脉弦而数，舌苔黄腻，此因夏伤于暑，加感秋风，名风疟也。遂用辛散太阳法去羌活，加秦艽、藿梗治之。服二帖，疟势未衰，渐发渐晏，且夜来频欲谵语。复诊其脉，与昨仿佛，但左部之形力，颇胜于右。思仲景有云：昼则明了，夜则谵语，是为热入血室。今脉左胜，疑其血室受邪，即询经转未曾。其母曰：昨来甚寡，以后未行。此显然邪入血室之证也。姑守前方去防风、淡豉，加当归、赤芍、川芎、柴胡，服之经水复来，点滴而少，谵语亦减，惟疟疾仍然。再复其脉，左部转柔，余皆弦滑，已中病薮，可服原方。幸得疟势日衰一日，改用宣透膜原法加柴胡、红枣治之，迭进三煎，疟邪遂解。

程曦曰：时证易治，兼证难疗。若此案不细询其经事，则医家病家，两相误也。倘见谵语之证，而为邪入心包，或为胃家实热，清之攻之，变证必加。苟不熟仲景之书，而今日之证，必成坏病矣。吾师尝谓不通仲景之书，不足以言医也。信夫！

## 寒疟之证温补治验

城东潘某,体素丰满,大便常溏,中土本属虚寒,固无论矣,忽于孟秋寒热交作,肌肤汗少,即延医诊,遂作阴暑论治,辄投四味香薷饮加寒凉之剂,未获奏效,即来商治于丰。诊其脉弦而兼紧,舌苔白薄,寒先热后,隔日而来,此寒疟也。良由体质本寒,加感秋凉致病,若果阴暑之证,在长夏而不在秋,况阴暑之寒热,从未见隔日而发,当用附子理中汤加柴胡、草果、藿香、陈皮治之。服二剂,周身微汗,寒热略清。继服二帖,疟邪遂未发矣。

## 湿疟之证辛散获效

新定王某之室,浣衣度活,平日难免无湿所受,患疟半月以来,前医之法无效,恳丰治之。切脉缓大有力,遍身浮肿而疼,寒热汗无,连日一发,此明是湿邪为疟也。思先哲有风能胜湿之论,宜以辛温散邪,遂以羌活渗湿汤加草果、厚朴为治,先服二剂小效,继服二剂全瘳。

## 温疟误为暑热

豫章张某,于仲夏中旬,发热连日,口渴喜饮,医者皆作暑热论治,所用不离藿、薷、滑、扁等药,未臻效验。转商丰治,诊之脉濡且弱,舌苔微燥而黄,合其见证参之,似属暑热。但其未审既热之后,每有洒淅恶寒之证,此即《内经》所谓"先热后寒,病以时作,名曰温疟"是也,温疟之证,最易伤阴,切忌温散,治宜清凉透邪法。服之热势已挫,口渴依然,仍守原方,益以麦冬、鲜地,连服三剂,始得痊愈。

### 产后瘅疟热补至变

四明沈某之室,诞后将匝月以来,忽然壮热汗多,口渴欲饮。有谓产后阴虚,阳无所附;有谓气血大虚,虚热熏蒸,皆用温补之方,严禁寒凉之药。见病者忽尔尪羸,日晡发热,益信其为蓐痨,愈增热补,更加唇焦齿燥,舌绛无津。复请前二医合议,议用导龙入海,引火归源之法,不但诸证未减,尤加气急神昏,始来商之于丰。丰即往诊,两手之脉,皆大无伦,推其致病之因,阅其所服之药,实因误补益剧,非病至于此险也。沈曰:此何证也?丰曰:乃瘅疟也。此即古人所谓阴气先伤,阳气独发,不寒瘅热,令人消烁肌肉,当用甘凉之剂治之。曰:产后用凉,可无害乎?曰:有病则病当之,若再踌躇,阴液立涸,必不可救矣。即用甘寒生津法,加西洋参、紫雪丹治之。头煎服下,未见进退,次煎似有欲寐之形,大众见之,无不疑昏愦之变。复来请诊,脉象稍平,唇舌略润,诸恙如旧,但增手战循衣。丰曰:此阴阳似有相济之意,无何肝风又动之虞。仍守原章,佐以阿胶、龟版,及鸡子黄,令其浓煎温服。是夜安神熟寐,热势大衰。次早诊之,诸逆证皆已屏去,继以清滋补养,调理两月方瘳。

### 阴邪入肾发为牝疟

江南陶某之室,寡居五载,腰如两截,带下淋漓,时值中秋,炎蒸如夏,或当风而纳凉,或因渴而饮冷,其阴邪乘虚而陷少阴,发为牝疟,脉来沉小之象,畏寒而不甚热,肌肤浮肿,面色痿黄,饮食减少而乏味,小水淡黄而欠舒,此阴虚邪陷之证,显而易见。丰用金匮肾气去萸肉、丹皮,加干姜、苍术,连服十余剂,诸恙全安。

## 寒湿入脾证成牝疟

金陵张某,作客来衢,形素丰肥,向有卢仝之癖,其体属寒湿者,先露一斑。忽患间日恶寒,按时而至,胸前痞闷,口不作干,脉缓近迟,苔腻而白,此牝疟也。古人虽有邪气伏藏于心于肾之论,但今之见证,皆属乎脾,宜用平胃合二陈,加干姜、草果、白蔻、砂仁治之。令尝五剂,三日服尽,诸证咸瘳。

程曦曰:凡学医者,必须天机活泼,毫无胶固之人而后可。如赵、喻注《金匮》,皆言邪舍于心,石顽正其失,专言邪藏乎肾。吾师前以石顽之训为准绳,今观是案,又谓在脾,其实非矛盾也,良由见证而断也。总因间日恶寒,按时而至,称为牝疟。可见医者,审证为第一耳。

## 疟发昏迷治痰得效

南乡鄞某之母,年逾六旬,偶沾疟疾,淹缠数月,药石无功,乘舆来舍就诊。诊其脉,两手皆弦,其疟连日而发,每于薄暮时,先微寒而后微热,神识渐渐昏闷,约一时许始苏,日日如是。阅前医之方,皆不出小柴胡汤、清脾饮等法,思其发时昏闷,定属痰迷。即以二陈汤加老蔻、藿香、杏仁、草果、潞参、姜汁治之。连进三剂,神识遂清。继服二剂,寒热亦却。

## 时行疫疟

己卯夏五,患寒热者甚众,医者皆以为疟。所用咸是小柴胡汤、清脾饮,及何人饮、休疟饮等方,未有一方奏效。殊不思《经》谓"夏伤于暑,秋必痎疟",疟每发于秋令,今于芒种、夏至而发者何也?考岁气阳明加于少阳,天政布凉,民病寒热,斯时病疟者,尽是时行疫疟也。有建德钱某来舍就医,曰:患疟久矣,请先生截之。丰曰:此乃时行疫疟。遂用宣透膜原法加豆卷、干姜治之,其效捷于影响。后来求治者,皆与钱病无异,悉以此法治之,莫不中窾。可见疫疟之病,不必拘疟门一定之方,又不必拘一定之证,更又不必拘一定之时,但其见证相同,而用药亦相同者,断断然矣。

### 鬼疟属阴得众人阳气而解

东乡叶某,自初秋患疟,至孟冬未愈,每每发于午后,寒不甚寒,热不甚热,言语错乱,如见鬼神,至后半夜,神识遂清,倦怠而寐,日日如是,曾延医治,尽属罔灵。请丰诊之,两手之脉,不调之至。曰:此鬼疟也。即用驱邪辟祟法去龙骨,加草果、常山,服之神气稍清,疟仍未解。时值邻村会戏,热闹异常,病者往观,在众人堆内拥挤不出,得周身大汗,越过疟期,寒热遂未发作。此分明鬼疟无疑。盖热闹场中,众人堆内,阳气旺极,其阴邪不能胜阳,故疟鬼不得缠身而遁。

### 久疟阴虚及阳

鉴湖黄某之内,患疟三年,尪羸之至,无医不迓,靡药不尝。邀丰治之,脉象纤微无力,洒寒烘热,每发于申酉之时,舌淡无荣,眠食俱废,大便溏薄,月水不行。丰曰:此虚疟也。出方阅之,计有数百余纸,聊审近日之方,非参、耆、术、草,即地、芍、归、胶,未尝有一剂桴鼓。细思是证,乃疟邪深踞于阴,阴虚及阳之候。即用制首乌五钱,补其阴也;淡附片三钱,补其阳也;鳖甲二钱,青蒿五分,搜其阴分久踞之邪;鹿霜三钱,羌活五分,随即领邪而还于表;东洋参三钱,炙甘草八分,补其正而御其邪;生姜二片,红枣五枚,安其内而攘其外。诸药虽经服过,然制方实属不同。古云用药如用兵,孰为主将,孰为先锋,指挥得法,自可望其破垒耳。黄某深信,即使人拣来煎服,二剂寒热觉轻;又二剂,精神稍振;再又二剂,诸疴尽却。调补三月,月信始行,起居犹昔矣。

### 体虚劳疟

安徽汪某,体本虚怯,饮食并减,神气极疲,精遗于梦,汗漏于寐,闲居静养,诸恙如无,偶有烦劳,遂作寒热等证。延丰诊之,脉来小涩,此属劳疟之证,分明若绘矣。拟用何人散加鳖甲、牡蛎、茯神、龙骨,令服十余剂,调养数月而康。

### 疟母破剂无效温补咸软得安

南乡傅某,自同治纪元,患疟之后,左胁下结成一块,即疟母也,迄今十五载矣,身体安然,不知不觉,每一违和,渐次居中,初服常山饮子,后用鳖甲煎丸,皆无效验,因停药勿治。迄苦眩晕遗精,耳鸣盗汗,曾用六黄兼六味，服之虽妥，但其痞块渐大渐中，将有变蛊之势。脉形缓滞，两尺皆弱，先天亏损，断断无疑，消破之剂，决难浪施。余用桂附八味加龙骨、牡蛎、龟版、鳖甲，蜜丸。服一料诸恙少减，二料得全瘥矣。

### 疟母攻破致死

歙北一医，在吾衢名冠一时。时有里人范某，久患疟母，寝食若旧，动作如常，闻此医欲归梓里，恐郡内诸医，不能杜其病根，即商其治。所用硝、黄、枳、朴、巴豆、蓬、棱，一派攻伐之剂，未数日腹如覆釜，神气顿疲，饮食减少，病势日加一日，至于危急，始来商治于丰。诊其脉沉小而涩，此因攻破太猛，正气受伤之候，证弗易治，嘱商明手。其兄再四哀求，不得已，勉以香砂六君损益，服之未效，复请固辞，再商他医，终不能起。

程曦曰：古人谓不服药为中医，诚哉是言！历见因病致死者少，因药致死者多，若此病是药速其亡也。不思李念莪云：养正则邪自除，譬如满座皆君子，一、二小人，自无容身之地。曦之鄙见，当补正为君，稍兼攻积，庶乎稳妥，偏于攻破，非法也。

### 三疟扰伤气血补益得效

南乡李某，患三日疟，缠绵两三载，方药靡效。近用多是甜茶，服之呕吐，吐伤胃气，谷食减少，神气愈疲，而疟疾仍来，来舍求治于丰。诊其脉缓涩沉弦，形色清癯之至，此气血阴阳受亏之象也，非补益不能望瘥。即用制首乌五钱，潞党四钱，鳖甲、鹿霜各二钱，干姜、附片各八分,嘱服十剂,临发之日勿服,至第八剂,寒热遂未发矣。复来就诊曰:先生之方效于拔刺,然诸药前医亦曾用,而未验者何也?丰曰:一则药味杂乱,二则服法未精,不知间二日之疟,其邪深,其正虚,所以用补法于未发之先,助其气血阴阳,则邪不能胜正而自止矣。今脉转为缓小,沉分亦然,疟邪果远遁也,当守旧法,加之熟地、归身,姜、枣为引,连服十剂而安。

### 产后三疟久缠

北乡杜某之内,自诞后气血未复,偶沾三疟,纠缠半载未瘳。发时背如负重,腰如两截,寒洒洒欲覆被,热烘烘欲思饮。诊其脉,举之若浮绵,按之不满部,面色白而无荣,舌色淡而无苔,此属奇经本虚,疟邪窜入于阴,阴虚及阳之证。斯宜未发之日,大补奇脉阴阳,俾正气复充,邪气自却,倘以常山、草果专治其疟,便是舍本求末矣。丰用东参、熟地、鹿霜、狗脊、龟版、牡蛎、炙耆、桂枝,姜、枣为引,约服二十余剂,疟始脱体。

或问曰:曾见景岳治疟,每迎其锐而击之,最捷最效。今先生治疟,用药于未发之先。究遵景岳耶?抑遵先生耶?答曰:治初患之疟,邪气方盛,正气未虚,可以迎其锐而击之。久患之疟,邪气深陷,正气已虚,则不可耳。故于未发用补,补其正气,正气旺,则邪自衰,不用击而疟自罢矣。

### 伏暑过服辛温改用清凉而愈

武林陈某,素信于丰,一日忽作寒热,来邀诊治,因被雨阻未往。伊有同事知医，遂用辛散风寒之药，得大汗而热退尽。讵知次日午刻，热势仍燃，汗多口渴，痰喘宿恙又萌，脉象举取滑而有力，沉取数甚，舌苔黄黑无津。丰曰：此伏暑病也。理当先用微辛，以透其表，荆、防、羌、芷，过于辛温，宜乎劫津夺液矣。今之见证，伏邪已化为火，金脏被其所刑。当用清凉涤暑法去扁豆、通草，加细地、洋参。服二剂，舌苔转润，渴饮亦减，惟午后尚有微烧，姑照旧方，更佐蝉衣、荷叶。又服二剂，热从汗解，但痰喘依然，夜卧不能安枕，改用二陈加苏、葶、旋、杏，服之又中病机。后议补养常方，稇载归里矣。

### 产后伏暑

城东孔某之室，素来多病，其体本孱，分娩三朝，忽然头痛难忍，寒热无汗，大渴引饮，脉来浮大之象，此肌表重感秋凉，而曩状之暑热，触动而继起矣。询知恶露匀行，腹无胀痛，生化成方，可勿用耳。即以白芷、青蒿、秦艽、荆芥、当归、川芎，加败酱草合为一剂。盖白芷为产后疏风妙药，青蒿乃产后却热最宜，秦艽、荆芥活血散风，当归、川芎生新去瘀，本草谓败酱草味苦而平，主治产后诸病。此方最稳，请服二煎，其热从汗而退。次日邀诊，脉象顿平，询之口亦不渴，惟觉神倦少眠。此伏暑已随秋凉而解，心脾被邪扰攘而亏，当守原方去白芷之香燥、荆芥之辛散，加茯神、柏子以安神，神安自熟寐矣；又加西潞、炙草以扶元，元复自强健矣。后用八珍损益，未及半月而康。

# 卷之六

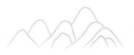

## 秋伤于湿大意

土寄于四季之末,四时皆有湿气,何独《经》谓"秋伤于湿"乎?盖一岁之六气者,风、君、相、湿、燥、寒也。推四之气,大暑至白露,正值湿土司权,是故谓之"秋伤于湿"。鞠通先生列湿温于夏末秋初,诚有高见。丰谓因湿为病者有六:一曰伤湿,一曰中湿,一曰冒湿,一曰湿热,一曰寒湿,一曰湿温。盖伤湿者,有表里之分焉:在表由于居湿涉水,雨露沾衣,从外而受者也。在里由于喜饮茶酒,多食瓜果,从内而生者也。中湿者,卒然昏倒,颇与中风相似。冒湿者,因冒早晨雾露,或冒云瘴山岚。湿热者,夏末秋初感受为多,他时为少。寒湿者,先伤于湿,后伤生冷。湿温者,湿酿成温,温未化热,最难速愈,非寒湿之证,辛散可化,湿热之证,清利可平之比也。此六者,皆湿邪之为病耳。喻嘉言先生又谓秋伤于燥,发出秋燥之论,其说未尝有谬。据按六气而论,其实湿气在于秋分之前,燥气在于秋分之后,理固然矣。姑附秋燥一条,以备参考。

## 伤 湿

伤湿之病,原有表里之因。盖伤乎表者,因于居湿涉水，雨露沾衣，其湿从外而受，束于躯壳，证见头胀而疼，胸前作闷，舌苔白滑，口不作渴，身重而痛，发热体疲，小便清长，脉浮而缓，或濡而小者，此言湿邪伤于表也。又有伤于里者，因于喜饮茶酒，多食瓜果，其湿从内而生，踞于脾脏，证见肌肉隐黄，脘中不畅，舌苔黄腻，口渴不欲饮水，身体倦怠，微热汗少，小便短赤，脉沉而缓者，此言湿气伤于里也。李时珍曰：凡风药可以胜湿，利小便可以引湿，为治表里湿邪之则也。丰师其法，治表湿宜辛散太阳法减去桂、豉，加之苍、朴，俾其在表之湿，从微汗而解也。治里湿宜通利州都法，俾其在里之湿，从小便而去也。伤湿之证，务宜分表里而治之，斯为确当。

倪松亭云：治湿之道非一，当细察而药之。如湿气在于皮肤者，宜用麻、桂、二术之属，以表其汗，譬如阴晦非雨不晴也。亦有用羌、防、白芷之风药以胜湿者，譬如清风荐爽，湿气自消也。水湿积于肠胃，肚腹肿胀者，宜用遂、戟、芫、牵之属以攻其下，譬如水满沟渠，非导之不去也。寒湿在于肌肉筋骨之间，拘挛作痛，或麻痹不仁者，宜用姜、附、丁、桂之属以温其经，譬如太阳中天，则湿自干也。湿气在于脏腑之内，肌肤之外，微而不甚者，宜用术、苍、朴、夏之属之健脾燥湿，譬如些微之湿，以灰土糁之，则湿自燥也。湿气在于小肠膀胱，或肿或渴，或小水不通，宜用二苓、车、泻之属以渗利之，譬如水溢沟浍，非疏通其窦不达也。学者能于斯理玩熟，则治湿之法，必中鹄矣。

丰按：此论可为治湿之提纲，医者勿忽！

## 中　湿

　　中湿者，即类中门中之湿中也。盖湿为阴邪，病发徐而不骤。今忽中者，必因脾胃素亏之体，宿有痰饮内留，偶被湿气所侵，与痰相搏而上冲，令人涎潮壅塞，忽然昏倒，神识昏迷。与中风之证，亦颇相似，但其脉沉缓、沉细、沉涩之不同，且无口眼㖞斜不仁不用之各异，此即丹溪所谓湿热生痰，昏冒之证也。宜以增损胃苓法去猪苓、泽泻、滑石，加苏子、制夏、远志、菖蒲治之。倘有痰筑喉间，声如鼎沸，诚有须臾变证之虞，可加苏合香丸，分为两次冲服。倘得痰平人省，始有转机，否则不可救也。

## 冒　湿

　　冒湿之病，得之于早晨雾露，云瘴山岚，或天阴淫雨，晴后湿蒸。初受其气者，似乎有物蒙之，以致首如裹，遍体不舒，四肢懈怠，脉来濡缓之象。宜用宣疏表湿法取其微汗，仿嘉言贵徐不贵骤之意，俾其湿邪还表而解，毋使其由表而入于里。倘或脘中痞闷，微热汗少，小便短赤，是湿邪已入于里也。宣疏之剂，又不相宜，宜改通利之方，自然中的。伤湿条内，须参阅之。

## 湿　热

　　贾氏曰：夏热则万物湿润，秋凉则万物干燥。若此论之，湿热之证，在长夏而不在秋，岂非与《内经》之"秋伤于湿"不合耶？细思之，斯二句书，不重夏秋二字，当重在热凉二字也。盖热蒸则湿，凉胜则燥，理固然矣，即如立秋处暑之令，炎蒸如夏，患者非秋湿，即秋暑。其实秋令之湿热，亦必夹之秋暑也。考湿热之见证，身热有汗，苔黄而泽，烦渴溺赤，脉来洪数是也，当用通利州都法治之。如大便秘结，加瓜蒌、薤白，开其上以润其下。如大便未下，脉形实大有力者，是湿热夹有积滞也，宜本法内加元明粉、制大黄治之。

或问曰：先贤尝谓暑必夹湿，今先生谓湿热夹暑，有是说乎？答曰：小暑之节，在于相火之后，大暑之气，在于湿土之先，故先贤有暑必夹湿之训也。丰谓湿热夹暑，专在大暑至白露而言。盖斯时湿土主气，暑气渐退，湿令方来，而湿甚于暑者，故谓之湿热夹暑也。又问曰：章虚谷录薛生白湿温之条，加之注解，统以湿温称为湿热。今先生分门而论者何也？曰：湿体本寒，寒湿可以温散；酝酿成热，热湿可以清通。惟湿温不热不寒，最为难治，断不可混湿温为湿热，理当分列湿热湿温为二门。又问曰：湿热致病者多，何略而弗详乎？曰：因湿致病者，固属不少，如肿满、黄疸、淋浊等证，诸先贤皆早详于杂证之书，是编专论时病，毋庸迭赘可耳。

## 寒　湿

伤湿又兼寒，名曰寒湿。盖因先伤于湿，又伤生冷也。夫寒湿之证，头有汗而身无汗，遍身拘急而痛，不能转侧，近之则痛剧，脉缓近迟，小便清白，宜以辛热燥湿法治之。毋使其酝酿成温，而成湿温之病，温甚成热，而成湿热之病；又毋使其变为痰饮，伏而不发，交冬发为咳嗽之病。由是观之，可不速罄其湿乎！须知寒湿之病，患于阳虚寒体者为多，辛热燥湿之法，未尝不为吻合。湿热之证，患于阴虚火体者为多，此法又宜酌用耳。贸贸者，不别病之寒湿、热湿，体之阴虚、阳虚，一遇湿病，概投通利之方，若此卤莽，未有不误人者也。

## 湿　温

　　湿温之病，议论纷纷，后学几无成法可遵。有言温病复感乎湿，名曰湿温，据此而论，是病乃在乎春。有言素伤于湿，因而中暑，暑湿相搏，名曰湿温，据此而论，是病又在乎夏。有言长夏初秋，湿中生热，即暑病之偏于湿者，名曰湿温，据此而论，是病又在乎夏末秋初。细揆三论，论湿温在夏末秋初者，与《内经》秋伤于湿之训，颇不龃龉；又与四之气大暑至白露，湿土主气，亦属符节；当宗夏末秋初为界限也。所有前言温病复感于湿，盖温病在春，当云温病夹湿；言素伤于湿，因而中暑，暑病在夏，当云中暑夹湿；皆不可以湿温名之。考其致病之因，良由湿邪踞于气分，酝酿成温，尚未化热，不比寒湿之病，辛散可瘳，湿热之病，清利乃解耳。是病之脉，脉无定体，或洪或缓，或伏或细,故难以一定之脉,印定眼目也。其证始恶寒,后但热不寒,汗出胸痞,舌苔白,或黄,口渴不引饮。宜用清宣温化法去连翘,加厚朴、豆卷治之。倘头痛无汗,恶寒身重,有邪在表,宜用宣疏表湿法,加葛、羌、神曲治之。倘口渴自利,是湿流下焦,宜本法内去半夏,加生米仁、泽泻治之。倘有胫冷腹满,是湿邪抑遏阳气,宜用宣阳透伏法去草果、蜀漆,加陈皮、腹皮治之。如果寒热似疟,舌苔白滑,是为邪遏膜原,宜用宣透膜原法治之。如或失治,变为神昏谵语,或笑或痉,是为邪逼心包,营分被扰,宜用祛热宣窍法,加羚羊、钩藤、元参、生地治之。如撮空理线,苔黄起刺,或转黑色,大便不通,此湿热化燥,闭结胃腑,宜用润下救津法,以生军易熟军,更加枳壳,庶几攻下有力耳。倘苔不起刺,不焦黄,此法不可乱投。湿温之病,变证最多,殊难罄述,宜临证时活法可也。

## 秋　燥

推六气之中,燥金主气,自秋分而至立冬。喻嘉言以燥令行于秋分之后,所以谓秋不遽燥,确与气运相合也。沈目南云:《性理大全》谓燥属次寒,奈后贤悉谓属热,大相径庭。如盛夏暑热炎蒸,汗出溅溅,肌肉潮润而不燥也。深秋燥令气行,人体肺金应之,肌肤干槁而燥,乃火令无权,故燥属凉,谓属热者非矣,丰细玩之,诚非谬也。凡治初患之燥气,当宗属凉拟法。夫秋燥之气,始客于表,头微痛,畏寒咳嗽,无汗鼻塞,舌苔白薄者,宜用苦温平燥法治之。若热渴有汗,咽喉作痛,是燥之凉气,已化为火,宜本法内除去苏、荆、桂、芍,加元参、麦冬、牛蒡、象贝治之。如咳逆胸疼,痰中兼血,是肺络被燥火所劫,宜用金水相生法去东参、五味,加西洋参、旱莲草治之。如诸证一无,惟腹作胀,大便不行,此燥结盘踞于里,宜用松柏通幽法治之。总而言之,燥气侵表,病在乎肺,入里病在肠胃,其余肝燥肾燥,血枯虚燥,皆属内伤之病,兹不立论。

或问曰:先生遵喻氏《秋燥论》中秋不遽燥,燥气行于秋分以后之说,殊未见《医醇賸义》中,论之最详,又明出喻氏之谬,既谓燥气行于秋分以后,而秋分以前四十五日,全不关于秋燥矣,古云初秋尚热,则燥而热,深秋既凉,则燥而凉,此诚是振聋发聩之语,先生曷不遵之为龟鉴耶? 答曰:子不知六气循环,亦疑喻氏之谬,不察大寒至惊蛰,主气风木;春分至立夏,主气君火;小满至小暑,主气相火;大暑至白露,主气湿土;秋分至立冬,主气燥金;小雪至小寒,主气寒水。此年年之主气,千古不易。由是而推,则燥金之令,确在乎秋分而至立冬,而秋分以前之白露、处暑、立秋四十五日,犹是湿土主气,岂可误为燥气乎? 子以为然否? 或唯唯而退。

程曦曰:论燥气者,首推嘉言,其次目南与鞠通也。嘉言论燥,引大易水流湿,火就燥,各从其类,乃论燥之复气也。目南所论燥病属凉,谓之次寒,乃论燥之胜气也。至鞠通论燥,有胜气复气,与正化对化,从本从标之说,可为定论,乃曰:如仲景用麻、桂、姜、附,治寒之胜气也,治寒之正化也,治寒之本病也。白虎、承气,治寒之复气也,治寒之对化也,治寒之标病也。能于此理悟通,则燥气之胜复、正对本标,亦皆了然于胸中矣。

江诚曰:人皆知温为热,而不知燥为凉。以燥为热者,盖因燥字从火之弊耳。试问既以燥为热,曷不以温字从水而为寒乎? 不知四时之令,由春温而后夏热,由秋凉而后冬寒,目南先生引《性理大全》之说,谓燥属凉,真所谓千载迷津,一朝点破耳。

## 拟 用 诸 法

**辛散太阳法**:见卷五第 106 页。

**通利州都法**:见卷三第 54 页。

**增损胃苓法**:见卷四第 77 页。

**宣疏表湿法**:治冒湿证,首如裹,遍体不舒,四肢懈怠。

苍术一钱(土炒) 防风一钱五分 秦艽一钱五分 藿香一钱 陈皮一钱五分 砂壳八分 生甘草五分

加生姜三片,煎服。

此治冒湿之法也。君以苍术、防、秦,宣疏肌表之湿。被湿所冒,则气机遂滞,故臣以藿、陈、砂壳,通畅不舒之气。湿药颇燥,佐以甘草润之。湿体本寒,使以生姜温之。

**辛热燥湿法**：治寒湿之病，头有汗而身无汗，遍身拘急而痛。

苍术一钱二分（土炒）　防风一钱五分　甘草八分　羌活一钱五分　独活一钱五分　白芷一钱二分　草豆蔻七分　干姜六分

水煎服。

法中苍、防、甘草，即海藏神术散也，用于外感寒湿之证，最为中的。更加二活、白芷，透湿于表；草蔻、干姜，燥湿于里。诸药皆温热辛散，倘阴虚火旺之体，勿可浪投。

**清宣温化法**：见卷五第 110 页。

**宣透膜原法**：见卷五第 107 页。

**宣阳透伏法**：见卷五第 108 页。

**祛热宣窍法**：见卷一第 9 页。

**润下救津法**：见卷一第 11 页。

**苦温平燥法**：治燥气侵表，头微痛，畏寒无汗，鼻塞咳嗽。

杏仁三钱（去皮尖，研）　陈橘皮一钱五分　紫苏叶一钱　荆芥穗一钱五分　桂枝一钱（蜜水炒）　白芍一钱（酒炒微焦）　前胡一钱五分　桔梗一钱五分

水煎，温服。

凡感燥之胜气者，宜苦温为主。故以橘、杏、苏、荆以解之，加白芍之酸，桂枝之辛，是遵圣训"燥淫所胜，平以苦温，佐以酸辛"是也。秋燥之证，每多咳

嗽,故佐前、桔以宣其肺,肺得宣畅,则燥气自然解耳。

金水相生法:见卷四第 81 页。

松柏通幽法:治燥结盘踞于里,腹胀便闭。

松子仁四钱　柏子仁三钱　冬葵子三钱　火麻仁三钱　苦桔梗一钱　瓜蒌壳三钱　薤白头八分　大腹皮一钱(酒洗)

加白蜂蜜一调羹冲服。

此仿古人五仁丸之法也。松、柏、葵、麻,皆滑利之品,润肠之功非小,较硝、黄之推荡尤稳耳。丹溪治肠痹,每每开提上窍,故以桔梗、蒌、薤开其上复润其下。更加大腹宽其肠,白蜜润其燥,幽门得宽得润,何虑其不通哉。

## 备 用 成 方

**羌活胜湿汤**　治湿气在表,头痛头重,或腰脊重痛,或一身尽痛,微热昏倦。

羌活　独活　川芎　藁本　蔓荆子　防风甘草

水煎服。

**平胃散**　治湿淫于内,脾胃不能克制者。

苍术　陈皮　厚朴　甘草

为末,姜汤下。

**除湿汤**　治伤湿腹痛,身重足软,大便溏泻。

苍术　陈皮　茯苓　制夏　藿香　厚朴　甘草

水煎服。

丰按:羌活胜湿汤,是治表湿。平胃散、除湿汤,是治里湿。伤湿之证,总当分表里而治之。

**金匮肾着汤**　治伤湿身重,腹痛腰冷。

干姜　茯苓　白术　甘草

水煎服。

丰按:《经心录》加肉桂、牛膝、杜仲、泽泻,更为切当。切庵虽谓属外感之湿,非肾虚也,窃谓受邪之处,无有不虚,标本兼治,未尝不妥。

**松峰达原饮**(又可达原饮有知母、黄芩,无黄柏、栀子、茯苓)　治湿热盘踞膜原。

槟榔　草果　厚朴　白芍　甘草　黄柏　栀子　茯苓

水煎服。

刘松峰曰:温而兼湿,故去知母,而换黄柏以燥湿,且救水而利膀胱;去黄芩换栀子,泻三焦之火,而下行利水;加茯苓利小便而益脾胃。三者备,而湿热除矣。

**三仁汤**　治湿温胸闷不饥,舌白不渴,午后身热,状若阴虚。

杏仁　蔻仁　生米仁　滑石　通草　竹叶　厚朴　制夏

水煎,日三服。

**苍苓白虎汤**　治湿温身重,胸满头疼,妄言多汗,两胫逆冷。

苍术　茯苓　石膏　知母　生甘草

加粳米,煎服。

丰按:三仁汤,治湿温之轻者。苍苓白虎汤,治湿温之重者。当别见证而分治之。

**桂苓甘露饮**　统治湿温、湿热。

茯苓　猪苓　白术　泽泻　肉桂　滑石　石膏　寒水石

水煎,温服。

丰按:此方即五苓散加三石。盖五苓利湿,三石清热,治湿温最合,倘治湿热,当去肉桂可也。

**杏苏散**　治燥伤本脏,头微痛恶寒,咳嗽稀痰,鼻塞嗌塞,脉弦无汗。

杏仁　苏梗　茯苓　制夏　陈皮　甘草　枳壳　桔梗　前胡

加姜、枣,煎服。

**清燥救肺汤**　治诸气膹郁,诸痿喘呕之因于燥者。

麦冬　阿胶　杏仁　麻仁　桑叶　枇杷叶　人参　甘草　石膏

水煎,温服。

**滋燥养营汤**　治火烁肺金,血虚外燥,皮肤皴揭,筋急爪枯,或大便秘结。

当归　黄芩　生地　熟地　白芍　甘草　秦艽　防风

水煎,温服。

蜜煎导法　　治阳明证，自汗，小便利，大便秘者。

蜂蜜

用铜器微火熬，频扰勿令焦，候凝如饴，捻作挺子，头锐如指，糁皂角末少许，乘热纳谷道中，用手抱住，欲大便时去之（加盐少许亦可，盐能润燥软坚）。

丰按：六气之中，惟燥气难明。今人治燥，动手非沙参、玉竹，即生地、二冬，不知燥有胜气复气，在表在里之分。如杏苏散，是治燥之胜气；清燥救肺汤，是治燥之复气；滋燥养营汤，血虚外燥者宜之；蜜煎导法，液亏里燥者宜之。一偏滋补清凉，非法也。

## 临证治案

### 里湿酿热将成疸证

徽商张某，神气疲倦，胸次不舒，饮食减少，作事不耐烦劳。前医谓脾亏，用六君子汤为主，未效。又疑阴虚，改用六味汤为主，服下更不相宜。来舍就诊，脉息沉小缓涩，舌苔微白，面目隐黄。丰曰：此属里湿之证，误用滋补，使气机闭塞，则湿酿热，热蒸为黄，黄疸将成之候。倘不敢用标药，蔓延日久，必难图也。即用增损胃苓法去猪苓，加秦艽、茵陈、楂肉、鸡金治之。服五剂胸脘得畅，黄色更明，惟小便不得通利，仍照原方去秦艽，加木通、桔梗。又服五剂之后，黄色渐退，小水亦长，改用调中补土之方，乃得全愈。

### 里湿误补成臌得破则愈

西乡郑某,水湿内侵于脾,神疲肢软,自疑为体亏而饵大枣,则腹皮日胀,纳食尤剧,来求丰诊。两手之脉,沉缓而钝,以手按其腹,紧胀如鼓,此属气阻湿留,将成臌胀之候。乘此体质尚实,正气未衰,当用消破之剂,以治其标。即以蓬术、槟榔、青皮、菔子、干姜、官桂、厚朴、苍术,鸡金为引,连服七剂而宽。

### 中湿误作虚风

城东叶某,因公劳役,由远方归,觉眩晕神疲,自以为亏,先服东参、龙眼。即延医治,乃作水不涵木,木动生风论治,服药后忽倒,神识模糊,急求治于丰,诊得脉象沉小而滑。思脉沉肢冷为中气,今肢不冷者非;忽倒神昏似中风,然无口眼㖞斜者又非。推其起病之初,有眩晕神疲等证。其神疲者必因湿困于脾也;眩晕者,无痰不作也。此宿伏之痰,与新侵之湿,相搏上冲所致,斯为中湿证也。即用宣窍导痰法加竹沥、姜汁治之,三剂而神醒矣。后用六君为主,以收全效。

### 秋湿时令忽患暴中

丁丑孟秋,炎蒸如夏,乍雨如霖,患急病者甚众。有城北王某,刈稻归来,正欲晚餐,倏然昏倒,不知人事,痰响喉间。吾衢土俗,以为魍魉,即倩人揪刮,神识略见清明。邀丰诊之,脉来沉细,舌苔白滑。丰曰:此中湿也。傍有一医曰:沉细之脉,白滑之苔,当是中寒,分明四逆、大顺之证。丰曰:欲用桂、附,则予谢不敏矣。彼医不言而退。其妻泣涕求治。丰闻呼吸之,将有痰起,风云之变,恐在顷刻。即用藿香、神曲、川朴、杏仁、制夏、陈皮、菖蒲、远志、竹沥、姜汁,合为一剂,服之未有进退;令加苏合香丸,痰响渐平,人事稍醒。守旧略为增损,连尝数剂而瘳。

江诚曰:舌苔白滑,寒象也。沉细之脉,少阴中寒也。考今岁又系太阳在泉,寒淫于内,彼医谓中寒,欲用四逆、大顺,似乎相象。不知中寒、中湿,大有攸分。以脉舌而论,似属中寒;以时令而论,实为中湿。虽脉沉细,舌苔白滑,但无吐泻、腹痛、肢冷等证,岂可遽认为寒;四逆、大顺,岂可随手而用!况在孟秋,正值湿土主气,相火客气,又非寒水加临之候,故是证直断为湿,而用宣窍导痰之药,以收效耳。

### 湿温误作伏暑

钱江陆某,偶患湿温时气,延医调治,从伏暑立方,未效,来迓于丰。推其起病根由,确系湿温之病,前用一派凉剂,焉望中窾。殊不知湿为阴邪,因气机闭阻,湿邪渐化为温,而未酿热,所以凉药无功,即热剂亦无效验,非比寒湿辛散可解,热湿清利可瘳。今诊脉形,右部胜左,舌苔黄泽,胸闷汗多,发热缠绵靡已。此邪尚在气分,犹望其宣透而解,当用清宣温化法加厚朴治之。服二剂胸次稍宽,汗亦减少,惟躯热尚未退尽,继以旧法除去半夏,再加通草、蝉衣,连服三煎遂愈。

### 高年湿温伤气

徽歙程某,年届赐鸠,忽患湿温之证,曾延医治,一称伏暑，一称湿温，一称虚损，清利与补，皆未中鹄，始来商治于丰。诊其脉，虚数少神，心烦口渴，微热有汗，神气极疲，此皆湿温伤气之证也。治宜益气却邪，即以东参、麦、味、甘草、陈皮、生苡、苓、泻治之。令服数帖，热渴并减。但精神尚倦，饮食少餐，姑率旧章，佐以神、苓、夏、曲，又服数帖，日复一日矣。

### 湿温化燥攻下得愈

须江周某之郎，由湿温误治，变为唇焦齿燥，舌苔干黑，身热不眠，张目妄言，脉实有力。此分明湿温化热，热化燥，燥结阳明，非攻下不能愈也。即用润下救津法，服之未效，屡欲更衣而不得。后以熟军改为生军，更加杏霜、枳壳，始得大解，色如败酱，臭不可近。是夜得安寐，谵妄全无。次日舌苔亦转润矣。继以清养肺胃，调理二旬而安。

### 妊娠燥气为病

三湘喻某之内，孕经七月，忽受燥气，咳嗽音嘶。前医贸贸，不询月数，方内遂批为子喑，竟忘却《内经》有“妇人重身，九月而喑”一段。医者若此，未免为识者所讥，观其方案，庞杂之至，所以罔效。丰诊其脉，弦滑而来，斯时肺经司胎，咳逆音哑，显系肺金被燥气所侵之证。宜辛凉解表法去蝉衣、淡豉，加桑叶、菊花，橄榄为引，连尝三服，音扬咳止矣。

### 感受秋凉燥气

城西戴某之女，赋禀素亏，忽患微寒微热，乏痰而咳。前医用耆皮、桂、芍，和其营卫；百合、款冬，润其干咳；西党、归身，补其气血。方药似不杂乱，但服下胸膈更闭，咳逆益勤，寒热依然不减。丰诊其脉，浮弦沉弱，舌苔白薄，此感秋凉之燥气也。即用苏梗、橘红、蝉衣、淡豉、蒌皮、叭哒、象贝、前胡。服二剂，寒热遂减，咳逆犹存，病家畏散，不敢再服，复来邀诊。丰曰：邪不去则肺不清，肺不清则咳不止，倘惧散而喜补，补住其邪，则虚损必不可免。仍令原方服二剂，其咳日渐减矣。后用轻灵之药而愈。可见有是病当用是药，知其亏而不补者，盖邪未尽故也。

### 血亏液燥加感燥气

云岫钱某之妹，素来清瘦，营血本亏，大解每每维艰，津液亦亏固已。迩来畏寒作咳，胸次不舒，脉象左部小涩，而右部弦劲，此属阳明本燥，加感燥之胜气，肺经受病，气机不宣，则大便益不通耳。遂用苏梗、杏仁、陈皮、桔梗、蒌皮、薤白、淡豉、葱叶治之。服二剂，畏寒已屏，咳逆亦疏，惟大解五日未行。思丹溪治肠痹之证，每每开提肺气，使上焦舒畅，则下窍自通泰矣。今照旧章加之兜铃、紫菀、柏子、麻仁，除去苏、陈、葱、豉。令服四煎，得燥屎数枚；肛门痛裂，又加麦冬、归、地、生黑芝麻，服下始获痊愈。

程曦曰：鞠通论燥气，有胜复之分。今观书中之论治，更有表里之别焉。如秋分至立冬之候，有头痛恶寒作咳者，是燥气在表之证也，法当宣散其肺。有大便秘结而艰难者，是燥气在里之证也，法当滋润肠胃。其能识胜复，别表里者，则治燥之法，无余蕴矣。

# 卷之七

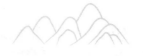

## 秋伤于湿冬生咳嗽大意

考六气之中，湿气在乎秋令。故《经》谓"秋伤于湿"。湿土之气，内应乎脾，脾土受湿，不司运化，内湿酿成痰饮，上袭于肺，遂为咳嗽病矣。夫六气之邪，皆能令人咳嗽，又不独乎湿也。斯言湿者，是为伏气咳嗽，有西昌喻嘉言先生疑湿字之讹，改作秋伤于燥，发明秋燥之论，虽有悖《经》之罪，然亦因乎六气起见也。盖《内经》论湿，殆在乎立秋、处暑、白露，湿土主气之时；喻氏论燥，殆在乎秋分、寒露、霜降，燥金主气之候。据愚意更有界限分焉：窃谓秋初伤湿不即发者，湿气内酿成痰，痰袭于肺而作嗽，名曰痰嗽，治宜理脾为主，渗湿为佐。如秋末伤燥，不即发者，燥气内侵乎肺，肺失清降而作咳，名曰干咳，治宜理肺为主，润燥为佐。总之不越两太阴之治也。斯言伤湿伤燥而咳嗽者，皆由秋令之伏气而发于冬。其即发者，仍归伤湿秋燥门中治之。

## 痰　嗽

痰嗽者，因痰而致嗽也。夫作嗽之病，风、寒、暑、热，皆能致之。古人议论纷纭，惟李云间、张若耶二先生，皆括为内伤、外感。观其立论，卓荦不群，然与

《内经》"秋伤于湿"之嗽无预。丰不揣鄙陋而特补之。斯病也，良由立秋以后，秋分以前，先伤于湿，湿气内踞于脾，酿久成痰，痰袭于肺，气分壅塞，治节无权，直待冬来，稍感寒气，初客皮毛，渐入于肺，肺气上逆，则潜伏之湿痰，随气而逆，遂成痰嗽之病矣。其脉必见弦滑，或见微紧，右寸关必较余部不调，舌苔白润，胸次不舒，痰白而稀，口不作渴，此皆秋湿伏气之见证也。理当治脾为主，渗湿化痰为佐，宜以加味二陈法治之。如有恶寒发热者，再加苏梗、前胡；气喘者，加之旋覆、苏子，当随其证而损益之。

　　或问：作嗽之病，四时皆有。今观是篇，独发于冬，他时之嗽，因何勿论耶？答曰：子不观本论中，原有风、寒、暑、热皆能致之之说，四时都有咳嗽之病也。曰：何不分而论之。曰：前之风温、风热、风寒、冒风、暑咳、秋燥，以及后之冬温条中，皆有咳嗽之证。若重复而论之，能不令人心厌乎？是论专言伏气酿痰致嗽，而风、寒、暑、热致嗽者，可毋重赘耳。

## 干　咳

　　干咳者，乏痰而咳逆也。此因秋分之后，先伤乎燥，燥气内侵乎肺，当时未发，交闭藏之令乃发，斯为金寒水冷之咳也。前论秋燥条中，是为燥之新邪；此论干咳，是为燥之伏气。其证咳逆乏痰，即有痰亦清稀而少，喉间干痰，咳甚则胸胁引疼，脉沉而劲，舌苔白薄而少津，当用温润辛金法治之。如胸胁痛者，可加旋覆、橘络；咳逆艰难者，再加松子、款冬。咳剧震动血络，喉痛吐红，脉转沉滑，或沉数，此燥气已化为火也，当用清金宁络法治之。如咳逆气短，甚则有汗，咽喉干燥者，当用金水相生法治之。蹉跎失治，最易延为痨损，可不谨欤！

或问曰：曾见《内经》有"五脏六腑，皆令人咳"之训。今先生只列痰嗽、干咳为二门，不及脏腑等咳，毋乃遗漏乎？曰：是书专论四时之咳，如春令风温之咳，夏令暑热之咳，秋令秋燥之咳，冬令冬温之咳。其实五脏六腑之咳，不过就其见证而分。如胸疼喉痛为心咳，两胁下痛为肝咳，右胠痛引肩背为脾咳，喘急咳血为肺咳，腰背相引而痛为肾咳。又有小肠咳者，咳而失气也；胆咳者，咳呕苦水也；胃咳者，咳而欲呕也；大肠咳者，咳而遗屎也；膀胱咳者，咳而遗溺也；三焦咳者，腹满而不食也；此皆《内经》分脏腑之咳也。念莪先生已分条治之，兹不复赘。

## 拟 用 诸 法

**加味二陈法：**治痰多作嗽，口不作渴。

白茯苓三钱　陈广皮一钱　制半夏二钱　生甘草五分　生米仁三钱　杏仁三钱（去皮尖研）

加生姜二片、饴糖一匙为引。

苓、陈、夏、草，即二陈汤也。汪讱庵曰：半夏辛温，体滑性燥，行水利痰为君。痰因气滞，气顺则痰降,故以陈皮利气。痰由湿生,湿去则痰消,故以茯苓渗湿为臣。中不和,则痰涎聚,又以甘草和中补土为佐也。拟加米仁助茯苓以去湿,杏仁助陈皮以利气,生姜助半夏以消痰,饴糖助甘草以和中,凡有因痰致嗽者,宜施此法。

**温润辛金法**:治无痰干咳,喉痒胁疼。

紫菀一钱（蜜水炒）　百部一钱（蒸）　松子仁三钱　款冬花一钱五分　叭达杏仁二钱（去皮尖用）　陈广皮一钱（蜜水炒）

加冰糖五钱为引。

肺属辛金,金性刚燥,所以恶寒冷而喜温润也。紫菀温而且润,能畅上焦之肺。百部亦温润之性,暴咳久咳咸宜。更加松子润肺燥,杏仁利肺气。款冬与冰糖,本治干咳之单方。陈皮用蜜制,去其燥性以理肺。肺得温润,则咳逆自然渐止。

**清金宁络法**:治燥气化火,喉痛咳红。

麦冬三钱（去心）　肥玉竹二钱　北沙参三钱　元参一钱五分　细生地三钱　旱莲草三钱　冬桑叶三钱

加枇杷叶三钱去毛蜜炙为引。

此治燥气化火刑金劫络之法。麦冬、玉竹,清其燥火。沙参、元参,润其肺金。细地、旱莲,宁其血络。盖血藏肝脏,故加冬桑叶以平其肝,肺气上逆,故加枇杷叶以降其肺。使肺气得降,肝血得藏,则咳逆吐红,均可定矣。

**金水相生法**:见卷四第 81 页。

# 备 用 成 方

**泻白散** 治肺经有火,皮肤蒸热,洒淅寒热,日晡尤甚,喘嗽气急等证。

桑白皮 地骨皮 粉甘草 粳米

水煎,温服。

**清肺饮** 治痰气上逆,而作咳嗽。

杏仁 贝母 茯苓 橘红 桔梗 甘草 五味子

加姜煎,食远服。

**琼玉膏** 治干咳嗽。

地黄四斤 茯苓十二两 人参六两 白蜜二斤

先将地黄熬汁去渣,入蜜炼稠,再将参、苓为末,和入磁罐封,水煮半日。白汤化服。

**丹溪咳血方** 治咳嗽痰血。

青黛(水飞) 括蒌(去油) 海石 栀子 诃肉

等分为末,蜜丸。噙化。嗽甚加杏仁。

**千金久嗽方** 治长久咳嗽神效。

白蜜一斤 生姜二斤(取汁)

先秤铜铫知斤两讫,纳蜜、姜汁,微火熬令姜汁尽,惟有蜜斤两在则止。每含如枣大一丸,日三服。

**二陈汤** 治一切痰饮为病,咳嗽胀满,呕吐恶心,头眩惊悸。

茯苓 制半夏 陈皮 甘草

加生姜,煎服。

**景岳六安煎** 治风寒咳嗽,痰滞气逆等证。

陈皮 半夏 茯苓 甘草 杏仁 白芥子

加生姜三片,煎七分,食远服。

丰按:以上诸方,通治咳嗽。然而咳属肺,嗽属脾,前于痰嗽干咳门中,已详辨矣。须知前五方多润肺之品以治咳,后二方多理脾之品以治嗽,若此分疗,治无不中。

## 临 证 治 案

### 伏湿作嗽认为冬温

鉴湖沈某,孟冬之初,忽患痰嗽,前医作冬温治之,阅二十余天,未能奏效。延丰诊治,右部之脉极滞,舌苔白滑,痰多而嗽,胸闭不渴。丰曰:此即《内经》"秋伤于湿,冬生咳嗽"之病,非冬温之可比也。冬温之病,必脉数口渴,今不数不渴者非。冬温治在乎肺,此则治在乎脾,张冠李戴,所以乏效。遂用加味二陈法去米仁一味,加苏子、芥子治之。三剂而胸开,五剂而痰嗽减,后用六君子汤增损,获痊愈矣。

### 伏湿致嗽

南乡张某,左脉如平,右关缓滞,独寸口沉而且滑,痰嗽缠绵日久,外无寒热,内无口渴。前医用散不效,改补亦不见功。不知此证乃系伏湿酿痰,痰气窜肺而致嗽,即《经》所云"秋伤于湿,冬生咳嗽"也。

当理脾为主,利肺为佐,即以制夏、化红、茯苓、煨姜、杏仁、绍贝、苏子、甘草治之。约服三、四剂,痰嗽遂减矣。后循旧法出入,调治旬日而安。

### 痰嗽补脾取效

城南程某,患嗽月余,交冬未愈,始邀丰诊。诊得脉形沉弱而滑,舌体无荣,苔根白腻,神气疲倦,饮食并废。丰曰:此赋禀素弱,湿袭于脾,脾不运化,酿痰入肺所致。以脾湿为病本,肺痰为病标,即先哲云:脾为生痰之源,肺为贮痰之器。治当补脾为主。程曰:风痰在肺,补之恐增其闭。即出曾服十余方,皆是荆、防、枳、桔、杏、贝、苏、前等品。丰曰:此新感作嗽之药,与之伏气,理当枘凿。即用六君加玉苏子、生米仁治之,服五剂神气稍振,痰嗽渐疏,继进十余剂,方得痊愈。

江诚曰:痰嗽之证,须知有新感,有伏气。新感之脉必多浮,伏气之脉必多沉。新感之嗽,必兼鼻塞声重,头痛发热;伏气之嗽而无诸证也。凡伏气之证,法当宣气透邪。前医以荆、防、枳、桔反未臻效,而吾师用六君补气,苏子降气,米仁渗湿,而反效者何也?盖由风、寒、暑、湿潜伏者,固宜透发,惟此则不然。当知湿气未成痰之先,可以透发,既成痰之后,焉能向外而解耶?因痰之源在脾,故用六君子扶脾以去其湿,而化其痰;苏子降气,毋使其痰上袭于肺;米仁渗湿,毋使其湿再酿成痰。倘用宣提之方,则痰益袭于肺,而嗽更无愈期矣。

## 燥气伏邪作咳

括苍冯某,阴虚弱质,向吃洋菸,患干咳者,约半月矣。曾经服药未验,十月既望,来舍就医。两手之脉极数,余部皆平。丰曰:据此脉形,当有咳嗽。冯曰:然。曾服散药未效何?丰曰:散药宜乎无效,是证乃燥气伏邪之咳,非新感风寒之咳,理当清润肺金,庶望入彀。遂用清宣金脏法去兜铃、杷叶,加甘菊、梨皮。服一剂,减一日,连服五剂,咳逆遂屏。后归桑梓,拟进长服补丸。

## 燥气刑金致使咳红

鄂渚阮某之妾,干咳喉痛,缠绵匝月,始延丰治。未诊即出前方阅之,初用辛散之方,后用滋补之药,不但罔效,尤增咳血频频。细诊其脉,左部缓小,右部搏指,舌尖绛色而根凝黄。此属燥之伏气,化火刑金,虽干咳吐红,真阴未损。前以辛散治之固谬,以滋补治之亦非,斯宜清畅其肺,以理其燥,肺得清肃,则咳自平,而血不止自止。即用桑叶、杏仁、兜铃、浙贝、栀皮、杷叶、蒌壳、梨皮,再加橄榄为引。请服三煎,忌食煎炒之物,服下稍知中窾,继进三剂,遂获痊可。

## 阴虚之体伏燥化火刑金

古黔刘某妇,素吸洋烟,清癯弱体,自孟冬偶沾咳逆,一月有余,未效来商丰诊。阅前所用之药,颇为合理,以桑、菊、蒌、蒡、杏、苏、桔、贝等药,透其燥气之邪。但服下其咳益增,其体更怠,昼轻夜剧,痰内夹杂红丝,脉形沉数而来,舌绛无苔而燥。丰曰:此属真阴虚损，伏燥化火刑金之候也。思金为水之母，水为金之子，金既被刑，则水愈亏，而火愈炽。制火者，莫如水也，今水既亏，不能为母复仇。必须大补肾水，以平其火，而保其金。金得清，则水有源，水有源，则金可保，金水相生，自乏燎原之患。倘或见咳治咳，见血治血，即是舍本求末也。丰用知柏八味除去山萸，加入阿胶、天、麦，连进五剂，一如久旱逢霖，而诸疴尽屏却矣。

# 卷之八

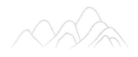

## 冬伤于寒大意

《经》曰：冬伤于寒。谓交立冬之后，寒气伤人。其能固密者，何伤之有？一有不谨，则寒遂伤于寒水之经，即病寒热无汗，脉来浮紧，名曰伤寒是也。一交春令，便不可以伤寒名之。然冬令受寒，有浅深之别焉，深者为中，浅者为冒。盖中寒者，寒邪直中于三阴之里，故有吐泻腹痛，急宜热剂祛寒。冒寒者，寒邪冒于躯壳之外，则有寒热身疼，不难一汗而愈。伤寒、中寒、冒寒，略述其概。犹有冬温之证，不可不详。冬温者，冬应寒而反温，非其时而有其气，人感之而即病者是也。宜用辛凉之法，慎勿误用麻、桂、青龙，若误用之，必变证百出矣。此四者，乃冬时即病之新感也。倘受微寒微温之气，当时未发，必待来春而发者，便是伏气之病，须别诸温而治之。

或问曰：曾见东垣之书，已有冬伤于寒，春必病温等论，先生拾前人之唾余，竟以为独开生面之创，欺人乎？抑亦自欺之甚也？答曰：子言过矣！丰亦见《此事难知》之内，有论四篇，所云都是五行生克有余不足，所胜所不胜之理，其义难明，诚难知之书也。丰今分论八篇，以为时证提纲，其理透彻，阅者易知，明出冬伤于寒之新感，所见何证；冬伤于寒，春必病温之伏气,所见何证;一一详明,了如指掌。与东垣之论,意思悬殊,何尝拾其唾余,以为已出耶! 此犹应试,共一题目,而文字实不雷同,奚敢欺人复自欺耳! 然乎否乎?

## 伤　寒

伤寒者,由冬令之寒邪,伤于寒水之经也。考诸贤之书,皆谓霜降之后,春分以前,有感触者,是为伤寒。据六气而推之,似乎不然。盖霜降之后,犹是燥金主气,有感之者,是凉气也。如或天气大寒,即《金匮》所谓未至而至也,春分以前,正是风木司权,有感之者,是风邪也。如或天气大寒,即《金匮》所谓至而不去也,若此则界限分矣。其实伤寒之病,确在乎立冬之后,寒水主政之时,一交春令,风木主政,便不可以伤寒名之。即有寒热为病,与伤寒相似者,便是先贤所谓春应温而反寒,寒疫之病也。夫伤寒之为病,头疼身痛,寒热无汗,脉来浮紧者,宜用辛散太阳法去前胡、红枣,加紫苏、葱白治之,如体实邪盛者,仲圣麻黄汤亦可用之。若果有汗,脉浮而缓,便是伤风之病,倘误用之,变证蜂起矣。此略述寒邪初伤太阳寒水之经之证也。其传经、两感、合病、并病,及误治、变证、坏证,仲景书中细详,可毋重赘。丰尝谓凡学时病者,必须参读仲景《伤寒论》,庶可融会贯通,否则不可以言医也。

## 中　寒

中寒者，交一阳之后，时令过于严寒，突受寒淫杀厉之气，卒然腹痛，面青吐泻，四肢逆冷，手足挛踡，或昏闭身凉，或微热不渴等证。丹溪曰：仓卒中寒，病发而暴，难分经络，温补自解，斯说似乎灭裂，其实有三阴之别焉。盖太阴中寒，则脘中作痛，少阴则脐腹作痛，厥阴则少腹作痛。见证既分，更当审其脉象，如沉缓中太阴，沉细中少阴，沉迟中厥阴，若此别之，庶几导窾。如果脉微欲绝，昏不知人，问之不能答，似此难分经络，始可遵丹溪用温补之剂，急拟挽正回阳法治之。三阴中寒，皆以甘热祛寒法治之。若寒中太阴，以干姜为君，少阴以附子为君，厥阴以吴萸为君。吐甚加藿香、豆蔻，泻甚加苍术、木香，筋挛者佐以木瓜、橘络，呃逆者佐以柿蒂、丁香。临证之间，切宜细辨而治，庶无贻误。

## 冒　寒

冒寒之病，偶因外冒寒邪，较伤寒则轻，比中寒甚缓。盖伤寒伤乎六经，中寒直中乎里，惟冒寒之病，乃寒气罩冒于躯壳之外，而未传经入里也。是以遍体酸疼，头亦微痛，畏寒发热而乏汗，脉象举之而有余，宜辛温解表法治之。服药之后，务宜谨避风寒，覆被而卧，俾其微微汗出而解，否则传经入里，当审何经而分治之。倘或伏而不发，来年必发为春温、风温等病，不可以不知也。

## 冬　温

　　昔贤谓冬应寒而反温，非其时而有其气，人感之而即病者，名曰冬温是也。其劳力辛苦之人，动作汗出，温气乘袭，多在于表；其冬不藏精之人，肾经不足，温气乘袭，多在于里。冬温虽发于冬时，然用药之法，与伤寒迥别。盖温则气泄，寒则气敛，二气本属相反，误用辛温，变证迭出矣。其证头痛有汗，咳嗽口渴，不恶寒而恶热，或面浮，或咽痛，或胸疼，阳脉浮滑有力者，乃温邪窜入肺经也，宜用辛凉解表法加连翘、象贝治之。口渴甚者，温邪入胃腑也，再加芦根、花粉治之。如或下利，阴脉不浮而滑，温邪已陷于里也，宜以清凉透邪法加葛根、黄芩治之。倘热势转剧，神气昏愦，谵语错乱，舌苔转黑者，不易治也，勉以祛热宣窍法治之，紫雪丹亦可用之。种种变证，不能尽述，须仿诸温门中之法可也。

　　或问：冬温发热而不恶寒，倘恶寒者，为何病也？答曰：冬温恶寒，偶亦有之，良由先感温气，即被严寒所侵，寒在外而温在里，宜用辛温解表法先去寒邪，继用凉解里热法而清温气。又问曰：伤寒冒寒皆恶寒，何以别之？曰：伤寒冒寒初起无口渴，以此别之。曰：温邪当发为冬温，倘其微者，伏而不发，为何病也？曰：伏而不发，来春必变为温毒也。凡治时病者，新邪伏气，切要分明，庶不至千里毫厘之失。

又问：先生之书，专为六气而设，风、寒、暑、湿、燥，皆已详明，何独火证不详？恐为不全之书，而火证可补述否？答曰：子不知君火秉权之候，有温病、温毒也；相火主政之时，有热病、暑病也。君相司令而病者，非火证而何？何不全之有哉！况火为阳邪，其证最著，如脉数有力，舌苔黄燥，或目赤，或口渴，或喉痛，或溺红，皆火证也，法当清凉治之。其余五志之火，龙雷之火，悉属内伤，兹不论之。

## 拟 用 诸 法

**辛散太阳法**：见卷五第 106 页。

**挽正回阳法**：见卷四第 80 页。

**甘热祛寒法**：治寒邪直中三阴之证。

甘草二钱（炙） 淡干姜一钱 淡附片一钱 淡吴萸一钱

用开水略煎，冷服。

此即仲景四逆汤也。拟加吴萸之大热，祛厥阴之寒邪，以之治寒中三阴，最为中的。切庵原解曰：寒淫于内，治以甘热，故以姜、附大热之剂，伸发阳气，表散寒邪；甘草亦散寒补中之品，又以缓姜、附之上僭也。必冷服者，寒盛于中，热饮则格拒不纳，经所谓"热因寒用"，又曰"治寒以热，凉而行之"是也。

**辛凉解表法**：见卷一第 10 页。

**清凉透邪法**：见卷一第 10 页。

**祛热宣窍法**：见卷一第9页。

**辛温解表法**：见卷一第8页。

**凉解里热法**：见卷一第8页。

## 备 用 成 方

**麻黄汤** 治伤寒太阳病，恶寒发热，头痛项强，无汗而喘，脉浮而紧者。

麻黄 桂枝 杏仁 甘草

水煎，温服，覆取微汗。

**葛根汤** 治伤寒太阳未罢，又传阳明，脉浮长，缘缘面赤，头痛连额，发热恶寒而无汗，目痛鼻干不得眠等证。

葛根 麻黄 桂枝 白芍 甘草 生姜 大枣

水煎，温服，取微似汗。

**小柴胡汤** 治伤寒少阳病，往来寒热，口苦耳聋，胁满脉弦，目眩，不欲食，心烦喜呕，及妇人伤寒，热入血室等证。

柴胡 人参 制夏 黄芩 甘草 生姜 大枣

水煎，温服。

**理中汤** 治伤寒太阴病，自利不渴，寒多而呕，腹痛便溏，脉沉无力，或厥冷拘急，或结胸吐蛔，及感寒霍乱。

人参 白术 炮姜 炙草

本方加附子名附子理中汤。

**真武汤** 治少阴伤寒腹痛,小便不利,四肢沉重疼痛,自下利者,此为有水气,或咳或呕,或小便利,及太阳病发汗,汗出不解,仍发热,心悸头眩,筋惕肉瞤,振振欲擗地,气虚恶寒。

附子　白芍　白术　茯苓

加生姜,煎服。

**四逆汤** 治三阴伤寒,身痛腹痛,下利清谷,恶寒不渴,四肢厥冷,或反不恶寒,面赤烦躁,里寒外热,或干呕,或咽痛,脉沉微细欲绝。

附子　干姜　炙甘草

水煎,冷服。

丰按:伤寒之方,计有一百一十三道,长沙书中,已全备矣。凡学医者,必须熟玩。今录此六方,不过明六经伤寒之用,其寒邪化热,及传变诸方,不能尽录,当阅伤寒之书,自明著矣。

**千金阳旦汤** 治冬温脉浮发热,项强头痛。

桂枝　白芍　黄芩　甘草

加姜、枣,煎服。

**千金阴旦汤** 治冬温内寒外热,肢节疼痛,中挟寒食。

即阳旦汤加干姜。

丰按:阳旦汤,主治先感冬温,又被风寒所遏之病。阴旦汤主治体质本寒,忽受冬温之病。如咳嗽口渴甚者,姜、桂究难浪用。凡一切温热之病,最忌辛温之药,偶或用之,非本质属寒,即外加寒气,倘拘于阳旦阴旦,为冬温一定之方,不亦惑乎!

## 临证治案

### 伤寒调治失法变证

须江毛某,患伤寒之病,壮热不退,计半月来,前医当汗不汗,当下不下,调治失法,变为神昏谵语,循衣摸床,舌苔黄燥,脉来沉实,此伤寒误治之变证也。速宜攻下之剂,荡热保津,倘以硝、黄为砒鸩者,则不可救。即以大承气汤加生地、石膏,煎一大剂,午后服头煎,未见动静,薄暮服次煎,至四更时分,得硬屎数十枚,谵语渐少,手足渐定,肌肤微汗,身热退清,神识亦稍省矣。次日复邀丰诊,脉形仍实不柔,舌苔尚少津液,此余热未净也,当守原方,再服一帖。其兄恐药力太过。丰曰:必要脉象转柔,舌苔转润,里热始尽,否则余邪复聚,遂难治矣。复将原方煎服,服下又得硬屎数枚。其兄急来问曰:次煎可服否? 丰曰:往诊再议。幸得脉转平缓,舌苔亦见有津,改用仲景炙甘草汤除去桂枝、姜、枣,加入柏子、茯神,连服数煎,得全瘥耳。

程曦曰:凡治病必以脉舌为主。若遇神昏谵语,循衣摸床之证,倘其脉见软弱者,舌淡苔微者,皆不可攻也。必须脉来沉实,或大有力,舌苔黄燥,或起芒刺,方可攻之。以上见证,有虚有实,或补或攻,当细别之,又不可执于承气一法也。

### 伤寒吐蛔

新定章某,患伤寒六、七日来,身热如焚,前医初用辛散,继用苦寒,热仍不退,更加呕逆吐蛔,四末微冷,急来求治于丰。诊其脉,细小而沉,舌苔白薄。丰曰:此阴阳错杂之证,将成蛔厥之征。思先哲云:杂病吐蛔责于热,伤寒吐蛔责于寒。即用椒、姜以温其中,桂枝以透其表,参、附以扶其正,连、梅以安其蛔,更佐豆蔻和中止呕也。令服一剂,呕逆已定,四末转温,惟躯热未清。姑守旧方,除去姜、附,加入芩、柴,一服中机,后议数方并效,调理半月得安。

### 阳体中寒仍用热剂而愈

潎水姜某,禀体属阳,生平畏尝热药,一日腹中作痛。比丰诊之,两手之脉皆沉迟,舌根苔白。丰曰:此寒气中于太阴,理当热药祛寒。曰:素不受热药奈何?曰:既不任受,姑以温中化气为先,中机最妙,否则再商。即以豆蔻、砂仁、吴萸、乌药、木香、厚朴、苏梗、煨姜,服之未验。复诊其脉,益见沉迟,四肢逆冷更甚。丰曰:寒邪深入,诚恐痛厥,非姜、附不能效也。虽然阳脏,亦当先理其标。即用甘热祛寒法加肉桂、白芍治之,遂中病机,腹疼顿减,脉形渐起,手足回温,改用调中,始得安适。可见有病有药,毋拘禀体阴阳,但阳体中寒,辛热不宜过剂;阴质患热,寒凉不可过投;遵《内经》"衰其大半而止"最妥。

### 冬温肺胃合病

城北方某,木火体质,偶患冬温,约有半月矣,治疗乏效,转请丰医。按之脉形洪数,两寸极大,苔黄舌绛,口渴喜凉,喘咳频频,甚则欲呕,痰内时有鲜红。思《内经》有肺咳之状,咳甚唾血,胃咳之状,咳甚欲呕之文。此显系肺胃受邪,明若观火矣。见前方都是滋阴滋血之剂,宜乎冰炭耳。丰用清宣金脏法去桔梗,加花粉、鲜斛治之,迭进五剂,诸证渐平,调治旬余遂愈。

### 冬温新感适值经行

徽歙鲍某之女,闺中待字,经水素不调匀,一月两期,难免血海无热。一日忽患冬温,发热咳嗽,胸闭喉疼,天癸又至。斯时用芩、连、栀子,以却其温,实有碍乎经事。倘用归、芎、艾叶,以调其经,实有碍乎温气。细推其证,口不作渴,其邪在肺而不在胃,腹不作痛,其经因热而不因寒。古人虽谓室女莫重于调经,然今温邪告急,不得不先治标。其实清肺之方,治上而不妨下。遂用牛蒡、象贝、桔梗、射干、桑叶、薄荷、蒌皮、叭杏,青果为引。连服三剂,躯热退清,咳嗽亦衰大半,但腹内转疼,天癸滴沥靡尽。仍照原方,益以香附、泽兰,又服数煎,诸恙平复矣。

### 冬温伤阴将欲成损

丰于冬至赴龙扫墓,经过安仁街,适有杨某患冬温未愈,有相识者,谓丰知医,杨即恳诊。查其所服之方,非辛温散邪,即苦寒降火,皆未得法。其脉细小滑数,咳嗽痰红,发热颧赤,此温热伤阴之证也。当用甘凉养阴,辛凉透热,虚象已著,急急堤防,若再蔓延,必不可挽。即用清金宁络法去枇杷叶、麦冬,细地改为大地,再加丹皮、地骨、川贝、蝉衣治之,服至五帖,热退红止矣。丰返,复过其处,见病者面有喜色,谓先生真神药也,病势减半,惟剩咳嗽数声,日晡颧赤而已。诊之脉亦稍和,此欲愈之象也。姑照原方去旱莲、蝉退,加龟版、鳖甲,令其多服,可以免虚。岁暮以茶食来谢,始知其恙全可。

# 附　论

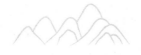

## 治时病常变须会通论

　　拙著已告竣矣！首先论证,其次立法,其次成方,又其次治案,医者能于此熟玩,自然融会贯通。弗执定某证之常,必施某法,某证之变,必施某法,临证时随机活法可也。姑先论其常而通其用,如初起因于风者,宜以解肌散表法;因于寒者,宜以辛温解表法;因于暑者,宜以清凉涤暑法;因于湿者,宜以增损胃苓法;因于燥者,宜以苦温平燥法;因于火者,宜以清凉透邪法。此皆言初患六气之常证,通用之定法也。至于反常之变证,不定之活法,则又不可不知。如春温条中,有舌绛齿燥,谵语神昏,手足瘛疭,昏瞆不语之变;湿温条中,有或笑或痉,撮空理线,舌苔黄刺,或转焦黑之变。然而亦非一定之变也,须知春温亦有湿温之变证,湿温亦有春温之变证,论中不能印定,须活法而通治之。此又不特春温、湿温可以会通,而暑温、冬温,以及诸病,皆有等证之变,悉可以通治之。又如诸病,见有舌绛齿燥,热伤于阴者,清热保津法可通用之。谵语神昏,热乱神明者,祛热宣窍法可通用之。手足瘛疭,热极生风者,清离定巽法可通用之。昏瞆不语,痰袭心包者,宣窍导痰法可通用之。及至发笑之证,皆由邪袭于心;发痉之证,皆系风乘虚入;或至撮空理线,循衣摸床等证,皆当审其虚实,通其活法,则不但治时病可以融会,即治杂病亦有贯通之妙耳。

# 五运六气论

治时令之病,宜乎先究运气。《经》曰:不知年之所加,气之盛衰,不可以为工也。戴人云:不读五运六气,检遍方书何济。由是观之,治时病者,可不知运气乎!近世之医,皆谓五运六气,与岁多有不应,置之弗习,是未达夫天地之常变也。常者如君相司令则当热,寒水主政则当寒,变者当热反寒,当寒反热之类是也。试以其常而言之,五运者,木、火、土、金、水也,一运主七十二日有奇。六气者,风、君、相、湿、燥、寒也,一气司六十日有奇。故五运六气合行,而终一岁。盖主运主气,岁岁皆然;客运客气,年年更换。每年从大寒日,初交木运,二为火运,三为土运,四为金运,终为水运,此主运也。《经》曰:甲己之岁,土运统之;乙庚之岁,金运统之;丙辛之岁,水运统之;丁壬之岁,木运统之;戊癸之岁,火运统之。如甲己之年,甲己化土,土为初运,金为二运,水为三运,木为四运,火为五运,此客运也。主气亦从大寒日交,厥阴风木为初气,少阴君火为二气,少阳相火为三气,太阴湿土为四气,阳明燥金为五气,太阳寒水为终气,此主气也。客气每岁循环,依年推算,如子午之年,初为寒水,二为风木,三为君火,四为湿土,五为相火,终为燥金。又如丑未，初为风木；寅申，初为君火；卯酉，初为湿土；辰戌，初为相火；巳亥，初为燥金，此客气也。每年三气为司天，终气为在泉。如子午之年，三气是君火，乃君火司天，主热淫所胜。终气是燥金，乃燥金在泉，主燥淫于内。其余可类推矣。倘遇壬、戊、甲、庚、丙之年，皆曰太过，木曰发生，火曰赫曦，土曰敦阜，金曰坚成，水曰流衍。丁、癸、己、乙、辛之年，皆曰不及，木曰委和，火曰伏明，土曰卑监，金曰从革，水曰涸流。若太过被克，不及得助，皆曰平运，木曰敷和，火曰升明，土曰备化，金曰审平，水曰静顺。此述五运六气之主客，司天在泉，太过不及之大概。在学者，先宜熟此有定之常，然后审其无定之变可也。倘欲深求底蕴，再考《内经》，慎毋惑于飞畴运气不足凭之说耳。

## 温瘟不同论

温者，温热也；瘟者，瘟疫也；其音同而其病实属不同。又可《瘟疫论》中，谓后人省氵加疒为瘟，瘟即温也。鞠通温病条中，统风温、温热、温疫、温毒、冬温为一例。两家皆以温瘟为一病。殊不知温热本四时之常气，瘟疫乃天地之厉气，岂可同年而语哉！夫四时有温热，非瘟疫之可比。如春令之春温、风温，夏令之温病、热病，长夏之暑温，夏末秋初之湿温，冬令之冬温，以上诸温，是书皆已备述，可弗重赘。而鞠通先生之书,其实为治诸温病而设也。至于瘟疫之病,自唐宋以来,皆未详细辨论。迨至明末年间,正值凶荒交迫,处处瘟疫,惨不堪言,吴又可先生所以著《瘟疫论》一书。所谓邪从口鼻而入,则其所客,内不在脏腑,外不在经络,舍于伏脊之内,去表不远,附近于胃,乃表里之分界,是为半表半里,即《针经》所谓横连膜原是也。其初起先憎寒而后发热,日后但热而无憎寒。初得之二、三日,其脉不浮不沉而数,头痛身疼,昼夜发热,日晡益甚者,宜达原饮治之。咸丰八载,至同治纪元,粤匪窜扰吾衢,大兵之后,继以凶年,沿门合境,尽患瘟疫。其时丰父子诊治用方,皆宗又可之法也。更有头面、颈项、颊腮并肿者,为大头瘟。发块如瘤,遍身流走者,为疙瘩瘟。胸高胁起,呕汁如血者,为瓜瓤瘟。喉痛颈大,寒热便秘者,为虾蟆瘟(一名捻颈瘟)。两腮肿胀,憎寒恶热者,为鸬鹚瘟。遍身紫块,发出霉疮者,为杨梅瘟。小儿邪郁皮肤,结成大小青紫斑点者,为葡萄瘟。此皆瘟疫之证,与温病因时之证之药,相去径庭,决不能温、瘟混同而论也。因忆又可著书,正崇祯离乱之凶年;鞠通立论,际乾嘉升平之盛世;一为瘟疫,一为温热,时不同而病亦异。由是观之,温病之书,不能治瘟疫;瘟疫之书,不能治温病。故凡春温、风温、温病、暑温、湿温、冬温,字必从氵。瘟疫、大头、疙瘩、瓜瓤、虾蟆、鸬鹚、杨梅、葡萄等瘟,字又从疒。温、瘟两字,判然不同,而况病乎! 知我者,幸弗以丰言为河汉也。

# 伤寒书统治六气论

汉长沙著《伤寒论》，以治风、寒、暑、湿、燥、火六气之邪，非仅为寒邪而设。然则其书名伤寒何也？盖缘十二经脉，惟足太阳在表，为寒水之经，凡六淫之邪为病者，皆必先伤于寒水之经，故曰伤寒。今人都以寒水之寒字，误为寒热之寒，若此则伤寒之书，专治寒邪，而风、暑、燥、湿、火，了不干涉矣。殊不思长沙首列桂枝汤以治风，明明指人统治六气，而非仅治一寒邪之意，于此已露一斑。若果专治寒邪，理当列麻黄汤、附子汤、四逆、理中等汤为先，而不列桂枝汤为首也。况又有白虎汤以治暑，五苓散以治湿，炙甘草汤以治燥，大小承气以治火，此显明六气统治之书，而今以为专治寒邪，则误甚矣。时贤又谓伤寒论六经，温热论三焦，此两句书，更为印定眼目。不知邪气袭人，皆由表而入于里，惟温疫之气，秽浊之气，乃论三焦可也。以其气从口鼻而入，先扰于上，次传中下，除此而外，则风、寒、暑、湿、燥、火，无不尽从表入。况李梴谓"太阳行身之表，外邪皆得伤之"。其伤寒之书，能统治六气者，可无疑矣。凡学治时病者，必须读仲景《伤寒论》，参读时贤之书，考古酌今，则胸中自有风、寒、暑、湿、燥、火之界限。若不读仲景之本，而专读时贤之书，真所谓舍本求末矣。

# 辟俗医混称伤寒论

人被寒所伤者，谓之伤寒，夫寒居六气之一，岂可混称乎？尝考寒水之令，在乎小雪、大雪、冬至、小寒之节，共主六十日有奇。盖小雪居于十月，乃六阴尽出之际，而寒气方盛之时；大雪、冬至居十一月，小寒居十二月，正霜发栗烈之候。斯时之气，人感触者，尽属伤寒之病。勿可以大寒至惊蛰之风木，春分至立夏之君火，小满至小暑之相火，大暑至白露之湿土，秋分至立冬之燥金等等之时所患者混同一称伤寒。然而亦有可称者，不可不知。丰于前论中，有谓伤寒之寒字，为寒水之经之寒，非寒热之寒也。凡风、寒、暑、湿、燥、火，无不由表而入，皆必先伤于寒水之经，六气之邪，金可称为伤寒。但有不可称者，又不得不力辨其非。尝闻专治伤寒家，有温病伤寒、热病伤寒，痧证伤寒，疮疡伤寒等名。不知温病、热病，皆属伏气，痧因沙秽，疮因湿热，岂可混称为伤寒乎？尤有夹痰伤寒、夹食伤寒、夹气伤寒、夹血伤寒等名，揆厥由来，痰、食、气、血，是为伤寒之兼证，又岂可混称为伤寒乎？仲景原文，从未见有此证，窃疑其为杜撰也。后见吴中戈存橘先生《伤寒补天石》中，果有以上诸证之名，始知其有自也。虽然戈氏之书，医者不必宗之，其所当宗者，如无己之《明理》，嘉言之《尚论》，韵伯之《来苏》，路玉之《大成》，诚为医家不可少之书，后学所宜奉为圭臬也。至时俗混称伤寒之证,更为不通,见初起呕吐者,谓为齷齪伤寒;泄泻者,为漏底伤寒;胁痛者,为刺胁伤寒;寒不甚寒,热不甚热,绵绵难愈者,为瘄疲伤寒,即徽俗谓之混沌伤寒,名目极多,难以枚举。总之,小雪至小寒而重感者,为真伤寒。风、暑、燥、湿、火,先伤寒水之经者,亦可称为伤寒。至温病、热病、痧症、疮疡,决不能混入伤寒。兼痰、食、气、血者,是为伤寒之兼证。其余种种不通之名,皆不足论。医者须按四时之六气,而分其孰为风、暑,孰为燥、湿,究不可笼统混为伤寒病也。

## 辟时俗齷齪斑证论

吾衢土俗,凡患四时之感冒,见有发热呕吐等证,开口便云齷齪,动手便是刮揪。揪之刮之,未尝不善,但其邪在肌肉者顷刻而松,在经络者,非药不愈。最可恶者,先服矾汤一碗,以为治齷齪之需。殊不知齷齪,即方书所谓秽浊,宜用芳香宣解之方,反服酸寒收涩之药,益使秽浊之邪,胶固气分,而无解病之期。更有一种俗医,以指节括病人之身,见有一条扛起者,妄言为斑。不知人感秽浊时邪,气机阻滞,血脉不通,用指节括之,或粗或细,必有一条见出,岂可伪称为斑证。更为之取出蛇斑蚤斑等等之名,其谓为蛇斑者,必令人服蜈蚣数条,取蛇畏蜈蚣之义,而庸夫俗子听之益信。不知蜈蚣之性,辛温有毒,直入厥阴,初患时邪之证,服之极易化火,更引最浅之邪,而入于深。曷不观方书所云：大如锦纹者为斑，其色红紫而成片，或至黑色而病危，是为胃热之候，古人所以用举斑汤、化斑汤之类以治之。或见病人身发红点，遂称为蚤斑，而乱投草药，及至危险，便说斑老难医。推其身见红点，即方书所谓小如蚊咬者为疹，是为肺热之候，古人所以用升葛汤、银翘散之类以治之。俗医以伪混真，岂不可叹！既以初起之时邪，为龌龊斑证，更禁病人勿服汤药，每见轻病转重，重病转危，此皆吾衢土俗之贻害匪浅也。要之揪刮无妨，所患者，惟矾汤、蜈蚣、草药、禁药之弊，奉劝病家，不可过信俗医而自误，则幸甚矣！

## 夹证兼证论

人皆谓夹证与兼证难治，丰独曰无难也。曷为夹证？譬如受风便是伤风，宜桂枝汤之属；受寒便是伤寒，宜麻黄汤之属；倘风寒两伤者，即为夹证也。盖风宜散，寒宜温，温散之方，宜桂麻各半汤之属。倘或暑邪夹湿，湿宜利，暑宜清，清利之方，宜天水散之属。倘或燥气夹火，火宜凉，燥宜润，凉润之方，宜清燥救肺汤之属。其余风暑、风湿、风燥、风火，皆系夹证，其治法皆可仿此。至于兼证奈何？假如少壮遗精，当分梦之有无，有者宜坎离既济汤之类，无者金锁固精丸之类，此定法也。或被湿热所触者，便为兼证，利湿必伤其阴，补阴必滞其湿，思利湿而不伤阴者，如猪苓汤、六味丸之类；若湿邪甚者，又当先治其湿，湿邪一化，再涩其精可也，又如老年虚损，当分证之浅深，浅者宜六君、四物之类；深者宜固本、大造之类，此定法也。倘被风邪所客者，便为兼证，散风益虚其正，补正必关其邪，思散邪而不损正者，如参苏饮、补中益气之类；若风邪甚者，又当先散其风，风邪一解，再补其损可也。又如女子经事当行，必审其或先或后，先则为血热，宜丹栀四物之流；后则为血寒，宜香砂四物之流，此为定法。或被寒邪所触者，即兼证也，考诸方能散寒且能调经，如香苏饮之流，若过盛者，必须先散其寒，再调其经则可矣。又如妇人产后发热，必辨其属虚属实，虚则宜补益，如加味四物之流；实则宜破瘀，如生化、失笑之流，此为定法。设被暑邪所感者，即兼证也，考诸方能清暑且治产后，如竹皮大丸之流，若过盛者，必须先清其暑，再治产后则可矣。医者能于如此圆变，则治夹证兼证，何难之有！

## 成 方 须 损 益 论

自南阳制方而始，厥后唐、宋、元、明，及国朝以来，成方不可胜纪，焉能熟悉于胸。尝见有读《千金方》者，有读《医方考》者，有读景岳《新方》者，有读讱庵《集解》者，往往宗此而不知彼，宗彼而不知此者，不待言矣。窃谓古人成方，犹刻文也，临证犹临场也，即有如题之刻文，慎勿直抄，必须师其大意，移步换形，庶几中式。而临证即有对病之成方，亦当谅体之虚实,病之新久而损益之。思成方不在多而在损益,譬如二陈汤,即夏、苓、陈、草也,治一切痰饮之病,除去陈皮,乃海藏消暑丸,伏暑烦渴用之,此一减而主治之法,相去径庭矣。平胃散,即陈、苍、朴、草也,治一切湿气之病,加入芒硝,乃女科之下胎方,死胎不下用之,此一加而主治之法,相悬霄壤矣。此损益之法也,医者知是理乎?又如气虚用四君,血虚用四物,倘气血两虚之候者,二方合用名八珍汤,此深一层之病,而加深一层之方也。利湿用五苓,清热用三石,倘湿热并盛之候者,二方合用名甘露饮,此亦深一层之病,而加深一层之方也。又如固本丸,治虚劳损证,减去麦冬、生地,名曰三才,以治三焦亏证,此轻一等之病,而减为佐之药也。香苏饮,治四时感冒,减去香附、紫苏,名曰二贤,以治膈中痰饮,此亦轻一等之病,而减为君之药也。诸如此类,不可枚举,在医者,必须临证权衡,当损则损,当益则益,不可拘于某病用某方,某方治某病,得能随机应变,则沉疴未有不起也。

## 胎前产后慎药论

　　胎前之病,如恶阻、胞阻、胎漏、堕胎等证是也;产后之病,如血块、血晕等证是也。妇科书中已详,可毋备述。而其最要述者,惟胎前产后用药宜慎。凡治胎前之病,必须保护其胎,古人虽有"有故无殒,亦无殒也,大积大聚,其可犯也,衰其大半而止"之训,奈今人胶执"有故无殒"之句，一遇里积之证，恣意用攻，往往非伤其子，即伤其母，盖缘忽略衰其大半之文耳。窃揣胎在腹中，一旦被邪盘踞，攻其邪则胎必损，安其胎必碍乎邪，静而筹之，莫若攻下方中，兼以护胎为妥，此非违悖《内经》，实今人之气体，不及古人万一也。且不但重病宜慎其药，即寻常小恙，亦要留心。如化痰之半夏，消食之神曲，宽胀之厚朴，清肠之槐花，凉血之丹皮、茅根，去寒之干姜、桂、附，利湿之米仁、通、滑，截疟之草果、常山，皆为犯胎之品，最易误投，医者可不儆惧乎！至于产后之病，尝见医家不分虚实，必用生化成方，感时邪者，重投古拜，体实者未尝不可，虚者攻之而里益虚，散之而表益虚，虚虚之祸，即旋踵矣！又有一等病人信虚，医人信补，不分虚实，开口便说丹溪治产后之法，每每大补气血，体虚者未尝不可，倘外有时邪者，得补益剧，内有恶露者，得补弥留，变证迭加，不自知其用补之咎耳。要之胎前必须步步护胎，产后当分虚实而治，毫厘差谬，性命攸关。惟望同志者，凡遇胎前产后之疴，用药勿宜孟浪，慎之慎之！

## 治轻证宜细心重病宜大胆论

胆欲大而心欲小，此孙真人祝医最确之语也。窃谓治初起之轻证，必须细心，当辨其孰为风而用疏，孰为寒而用温，孰为暑而用清，孰为湿而用利，孰为燥而用润，孰为火而用泻。尤当审其体之虚实，病之新久，在女子兼询经期,妇人兼详胎产,如是者,则用药庶无差忒矣。倘粗心而不细者,大意茫茫,不分六气所感何气,动手便用荆、防;病家告之有痰,遂投陈、夏;有食遂用神、楂;问其何病,指鹿为马;问其轻重,总说无妨,往往使轻浅之病,日渐延深,是谁之过欤? 圣人云:不忽于细,必谨于微。其可略乎! 至若垂危之重证,必须大胆,见心包邪窜者,当宣则宣;肝风内动者,当平则平;脾虚气陷者,当培则培;肺气欲绝者,当补则补;肾液欲涸者,当滋则滋。更有危险之虚证,速宜用参、耆之属;实证用硝、黄之属,寒证用姜、桂之属,热证用犀、羚之属,勿宜迟缓,呕呕煎尝,如是者,则沉疴庶有挽救矣。倘胆小而不大者,当用而不敢用,或用而不敢重,重用恐其增变,变证恐其归怨,往往姑息养奸,坐观其败,是谁之过欤? 古人云不入虎穴,焉得虎子。其可惧乎! 若果轻浅之证,过于胆大立方,不啻小题大做;沉重之证,过于小心慎药,无异杯水车薪。其实胆大而不细心,所谓暴虎冯河者,误事也;细心而不大胆,所谓狐疑鼠首者,亦误事也。诚哉孙氏之言,足为千古之医训矣!

## 医家嫉妒害人论

尝观世之同行,每多嫉妒,行行犹可,惟医道中最为甚焉。夫医以苏人之困,拯人之危,性命为重,功利为轻,而可稍存嫉妒哉! 奈何今之医者,气量狭窄,道不求精,见有一神其技者则妒之。妒心一起,害不胜言，或谣言百出，或背地破道，或前用凉药，不分寒热而改热，前用热药，不别寒热而改凉，不顾他人之性命，惟逞自己之私心，总欲使有道者道晦，道行者不行，以遂其嫉妒之意。每见病家，患温热之病，医者投以辛凉、甘凉，本不龃龉，但服一、二剂，未获深中，病者见热渴不已，心中疑惧，又换一医，且明告曾延医治，而所换之医，遂不察其病因，见前有寒凉之药，便咎前医用寒凉之害，不辨证之寒热，脉之迟数，舌苔黄白，小水清浊，竟乱投温热之方，不知温热之病，得温热之药，无异火上添油，立刻津干液涸，而变生俄倾。倘前用热药，以治其寒，亦咎其用热药之害，总不辨其为寒为热，乱用寒凉之方，不知寒证服寒凉，犹如雪上加霜，立使阳亡气脱，而变在须臾，直至垂危，尚怨前医之误，可胜悼哉！然亦有明驳前医，暗师前法，而获效者，竟尔居功，索人酬谢，若此重财轻命，只恐天理难容。奉劝医者，毋怀妒忌，大发婆心，则幸甚矣！

## 医毋自欺论

医者依也，人之所依赖也。医毋自欺，斯病家有依赖焉！夫医之为道，先详四诊，论治当精，望色聆音，辨其脏腑之病，审证切脉，别其虚实而医，若此可谓毋欺也。至临证之时，细分部候，知其何为浮主表病，沉主里病，迟主寒病，数主热病，何为人迎脉大之外感，气口脉大之内伤，更须望其青、赤、黄、白、黑五色之所彰,闻其角、徵、宫、商、羽五音之所发,问其臊、焦、香、腥、腐五气之所喜,以明其肝、心、脾、肺、肾五脏之病因,而用其酸、苦、甘、辛、咸五味之药饵,能如是者,何欺之有?惟其一种庸流,欺人妄诞,见病人有寒热者,一疑其为外感,欺病家不知诊法也,不别其脉之虚实,而浪投发散之剂。又见病人有咳嗽者,一疑其为虚损,欺病家不谙医理也,不辨其体之强弱,而恣用补益之方。至于五色五音五气,一概不知审察,焉能明其五脏之病,而用其五味之药乎?如是者,不独欺人,实为自欺。彼愚夫愚妇受其欺者,本无足怪,至文人秀士,亦受其欺,殊为可笑。见人喜补者,遂谓虚衰;喜散者,遂云外感;畏热药者,便用寒凉;畏凉药者,便投温热,顺病人之情意,乱用医方,竟不读《灵》《素》以下诸书,全用欺人之法。噫!医之为道,死生攸系,一有欺心,即药饵妄投,存亡莫卜,奈何济人之方,竟视作欺人之术也。吾愿医者,必须志在轩岐,心存仲景,究四诊而治病,毫不自欺,方不愧为医者也。

## 古今医书宜参考论

昔贤云:观今宜鉴古,无古不成今。今古医书,均宜参考焉。考今古医书,不能尽述,姑略提其要者言之,如《神农本草》,轩辕《灵》《素》,越人《难经》,长沙《玉函》,以及刘、李、张、朱四大名家之书,皆可备读也。盖读《本草》者,可知其性有寒、热、温、凉、平之不同,其味有酸、苦、甘、辛、咸之各异,何为补正,何为祛邪。读《灵》《素》者,可以上明天文,下达地理,兼知人身脏腑经络受病之因。读《难经》者,可补《内经》脉象病因及奇经八脉之未逮。读《玉函》者,可识伤寒杂病之源头。此皆古圣之医书,必须玩索。至于四大家者,即河间刘守真,法多苦寒,温病、热病者,须参考之。东垣李明之,法多升补,内伤脾胃者,须参考之。大积大聚者,须参戴人张子和攻下之法。阴虚内损者,须考丹溪朱彦修清补之法。不特此四家以补先圣之未备,可参可考,而后贤所发之论,偶亦有超出于四大家者。如云间李念莪,西昌喻嘉言,延陵吴又可,金坛王宇泰,会稽张介宾,长洲张路玉,吴郡薛立斋,慈溪柯韵伯,携李沈目南,钱江张隐庵是也。以上诸公,各有著作,皆当采取,亦可以备参阅。考近时之医书,亦不能尽述,如阅古吴叶香岩之《临证指南》,可知临时之圆变,用药之灵机。阅若耶章虚谷之《医门棒喝》,可知名家之疵谬,醒医家之聋聩。阅淮阴吴鞠通之《温病条辨》,可知寒伤于足经,温伤于手经。阅吴门周禹载之《温热暑疫全书》,可知温热暑疫受病之源各别。此皆时贤之书,亦宜备考。至于长乐陈修园,新安程观泉,盐官王孟英,武进费伯雄,皆有著述所传,偶或有导窾之处,亦宜参阅。窃思书有古今,而人亦有古今,古人气体俱厚,今人气体渐薄,若执古方以治今人之病,不亦重乎? 故医家不可执古书而不读今书,亦不可执今书而不读古书,参考古今,则医理自得中和之道矣。

# 跋

　　历来医家说时病者多,而专论时病之书罕见,虽有论及者不过论其温热而未论及疟、痢、秋湿,即间或有之,亦只附列于杂门中,而未论及时病由冬而春,春而夏,夏而秋,秋而冬,循环递嬗统四时之常变,以条辨也。今我夫子以《内经》之训为纲,诸家之说为目,发明春令诸温,夏天热暑,秋时疟痢,冬月冬温,且补霉湿论治之各异,伏气咳嗽之两歧选一方,而方中之利害必参立一法,而法中之用意必释,皆发前人之未发,补前人之未备。是书一出犹济世之慈航,渡津之宝筏也。曦从夫子业医有年,提命之下幸得其旨,每遇命垂悬缕者援活颇多,故书中亦时载入刍言,今当是书告成,敬抒数语以志渊源所自云。

受业门人新安程曦锦雯谨识

　　诚母子素来多病,皆蒙夫子立起沉疴至今,有生之日是诚戴德之年,自谙赋禀本孱,不禁劳苦,每欲下帷奋志而精力不逮,时抱采薪,故弦诵之暇,兼读医书以自养,然苦无前导师于医理,仍如夜行一无所见。幸我夫子不弃菲材列之门下,遂授自著医书数种,展阅之余,有若灯张暗处,使诚茅塞渐开。是书参究有年,始得其中要旨,虽前人亦有论时病者,皆不能若此之明显也。惟我夫子宗《经》旨为八大提纲,集名论为七二条目,按时序分新伏,立诸法备成方,并附囊治医案,有源有本,无党无偏,洵可以补先贤之未备,为后学之指南者矣。诚所附之俚言悉蒙采取,窃谓既得治身之法,旋得菽水之欢,此皆出吾夫子之所赐也。

受业门人盈川江诚抱一敬跋

# 证治索引

# 方剂索引